Oui, vos reins sont bien malades !

Livret 1 – Le comprendre et l'éviter

Ligue Rein et Santé – Rein échos

OUI, VOS REINS SONT BIEN MALADES !

Livret 1 – Le comprendre et l'éviter

L'Harmattan

« Nous avons puisé sur le Web ce qui nous paraissait important au sujet de la santé rénale et avons décidé de vous en faire part. Ayant nous-mêmes franchi quelques lourdes étapes d'une maladie chronique qui a fortement perturbé notre quotidien, nous avons pensé pouvoir vous être utiles en réunissant dans trois ouvrages tout ce qu'il nous paraît important de connaître sur les maladies rénales et leurs conséquences. » Ligue Rein et Santé.

5-7, rue de l'Ecole-Polytechnique, 75005 Paris

http://www.harmattan.fr
diffusion.harmattan@wanadoo.fr
harmattan1@wanadoo.fr

ISBN : 978-2-343-05277-9
EAN : 9782343052779

Sommaire

Préface

Les maladies rénales sont tout à la fois banales et ésotériques, sournoises, méconnues et longtemps négligées. Quand elles évoluent vers l'insuffisance rénale terminale, elles sont dramatiques.
Ce constat est d'autant plus amer que la prévention est souvent possible et que le dépistage permet de modifier l'évolution de ces maladies. Or ni l'une ni l'autre ne sont organisés à ce jour.
La néphrologie est une science récente. Son domaine est celui des maladies rénales alors que les affections chirurgicales, tumeurs et calculs en tête, sont l'apanage de l'urologie avec laquelle la néphrologie a de nombreux points de rencontre. La greffe rénale en est la plus belle illustration : transplantation effectuée par l'urologue, prévention du rejet du rein greffé gérée par le néphrologue.

Spécialité médicale fascinante, la néphrologie est mal appréhendée par les jeunes étudiants en médecine. Il n'est donc pas surprenant qu'elle soit méconnue du grand public (et jusqu'à très récemment des autorités de tutelle). Qui sait ce que signifie « néphrologie », « néphrologue » ? Pas grand monde ! Pire, le terme de rein est utilisé à mauvais escient : « j'ai mal aux reins » entend-on souvent dire.
L'éducation sanitaire peut corriger ces croyances et, abordée dès le premier cycle d'enseignement, influencer les comportements ; c'est la prévention primaire.

Les maladies rénales (néphropathies) sont d'origines diverses :

- héréditaires dont l'âge d'expression est très variable ; elles doivent être dépistées dans la famille des personnes atteintes

- secondaires à des maladies chroniques ; le diabète sucré et l'hypertension artérielle en sont les causes les plus fréquentes, mais de nombreuses autres pathologies sont concernées ; la prévention et le dépistage sont alors fondamentaux
- secondaires à des événements aigus ; infections comme une hépatite, intoxications accidentelles par certaines plantes, des champignons ; de manière malheureusement non exceptionnelle, les médicaments peuvent être responsables de maladie rénale aiguë et/ou chronique, ou encore et surtout aggraver une maladie rénale préexistante ; la prévention active est essentielle
- primitives quand aucune cause particulière n'est identifiée.

L'insuffisant rénal chronique ne prend trop souvent conscience de sa maladie qu'à un stade déjà avancé ; « le ciel lui tombe alors sur la tête » comme dit Michel Raoult, le président fondateur de la Ligue Rein et Santé. Cette révélation brutale n'est pas propice à la compréhension de son état et des conséquences sur toutes les facettes de sa vie quotidienne, bouleversant l'alimentation et l'hygiène générale, l'exercice professionnel, les projets de vie.
Par ailleurs, de nombreuses interrogations surgissent régulièrement et doivent rapidement avoir des réponses pertinentes pour permettre une appropriation la plus complète et la plus exacte, intégrant la gestion thérapeutique.
L'éducation thérapeutique est une des modalités de réponse, mais non exclusive. La confrontation avec des pairs, la possibilité d'échanges faciles, suivis et répétés avec des patients sélectionnés, qualifiés d'« experts », et des professionnels de santé doivent être développées.
Les établissements de santé mettent au point des outils avec en particulier les réseaux ville-hôpital qui permettent la continuité des soins.

Les associations de patients tiennent une place essentielle pour favoriser la communication entre patients mais aussi entre patients et professionnels, indispensable à la qualité de la prise en charge. Les associations permettent de dispenser l'information utile au bon moment, de défendre les intérêts des patients et de participer aux orientations et aux choix de l'organisation des soins.
Le chemin est semé d'embûches : nombre, disponibilité, formation et rémunération des intervenants dans un contexte socio-économique de plus en plus contraint.

Prévention, dépistage, défense des patients et de la néphrologie, information et communication sous toutes les formes disponibles et gratuites pour une portée et une efficacité maximales, tels sont le credo et les lignes de force de l'engagement sans concession de Michel Raoult depuis dix ans, au nom de la Ligue Rein et Santé. Il s'agit d'un remarquable élan d'humanisme et de générosité, action bénévole dont les produits sont offerts à tous et dont les acteurs, président en tête, s'effacent au profit du but recherché.

Professeur agrégé Francis Didelot
Praticien conseil
Ancien chef de service de la clinique de néphrologie et l'unité d'hémodialyse de l'hôpital d'Instruction des armées du Val de Grâce, 75 005 Paris.

Préambule auteurs

Oui, nos reins souffrent en silence !

Prévenir, c'est avant tout comprendre ce qui se passe et reprendre soin de soi

De fait, le rein ne véhicule pas beaucoup de fantasmes parce que c'est un organe méconnu, bien que 173 litres de sang y soient filtrés chaque jour (soit 60 fois notre volume de sang). Ce volume contrôlé est directement lié à notre pression artérielle. Pour filtrer nos reins au moins 1,2 litre d'urine par jour est nécessaire ; c'est donc ce qu'il nous faut absorber comme liquide préalablement pour assurer cette filtration et donc ce besoin dans de bonnes conditions. Plus il fait chaud plus il nous faut boire par nécessité, notamment après 60 ans, pour l'équilibre du corps et pour l'irrigation souhaitable de nos cellules.

Lorsque nos reins n'épurent plus, nous ne pouvons continuer à vivre sans l'aide d'un organe transplanté ou d'un épurateur de substitution. Quand on se retient d'uriner, on fait souffrir sa vessie et la déshydratation conduit aux calculs (petits cailloux dans les reins, entre le rein et la vessie) causes de violentes et effroyables douleurs. Avoir "mal aux reins" est une expression qui concerne le mal au dos lié à une douleur du rachis (colonne vertébrale) ; elle n'indique pas pour autant une maladie des reins.

En fait le rein n'est douloureux que lorsqu'il se dilate, soit en cas de calculs ou d'adénome de la prostate. Dans la majorité des cas, le mal est sournois et se manifeste tardivement et souvent par une rétention d'eau (mauvaise filtration du sang et œdème). Bien informé on peut détecter assez tôt une maladie rénale par l'analyse de sang ou d'urine ; le dépistage de l'albuminurie en est un moyen simple ; encore faudrait-il être informé ! On sait qu'une fois détectée la maladie rénale ne se guérit pas mais on peut en ralentir les effets délétères. Voilà pourquoi il est alors essentiel de pouvoir consulter un néphrologue pour la partie médicale et/ou un urologue pour la chirurgie éventuelle.

Pourquoi avons-nous voulu écrire cet ouvrage ?

Notre souci principal était de tenter d'expliquer à notre manière et de vulgariser ce qui a trait aux maladies rénales et au diabète. Il faut savoir qu'un Français sur vingt a les reins malades et l'ignore. Et cela finalement coûte cher pour l'assurance maladie. En sus la littérature sur le sujet est peu abondante ou complexe. Les malades expérimentés ont peu de temps pour expliquer leur parcours. Bref un ouvrage sur le sujet écrit par des insuffisants rénaux nous semblait faire défaut. Un regard sur la maladie de l'aval vers l'amont, donc de malades guéris, manquait, un peu comme ces détenus des prisons américaines qui expliquent aux jeunes ados que la prison à perpétuité n'est pas une bonne solution, qu'il faut y penser auparavant et éviter de faire de grosses bêtises.

Si, par hasard, ce vade-mecum profane se révélait utile pour vous et compréhensible pour tous, nous aurions réussi cet ambitieux projet. S'il faisait réfléchir et réagir, il aurait atteint son but également. Il n'existe que pour mieux attirer votre attention sur l'enjeu de ces sournoises maladies rénales.

Nous avons déjà acquis une certaine expérience de « patient[1] éclairé » par notre activité au sein de l'association « *Ligue Rein et Santé* » produisant depuis 2006 un magazine *Rein*

---

[1] Patient étant le terme communément adopté pour désigner la personne malade (chronique ou pas).

échos composé de très nombreux articles qui ont été écrits et validés par des néphrologues (et dont nous nous faisons référence). C'est une association de patients reconnue d'intérêt général qui anime par ailleurs un site internet dédié à la santé rénale, sous cet URL : (www.rein-echos.fr).

Nous souhaiterions que cet ouvrage vous fasse prendre conscience de l'extrême importance de vos reins pour vous permettre une vie harmonieuse, et si possible pour fort longtemps. Que soient remerciés tous ceux qui auront contribué à ce vade-mecum que nous souhaitons accessible au profane comme nous (soit notre semblable) !

Remerciements aux nombreux néphrologues qui nous ont permis de réaliser ces ouvrages destinés aux malades, plus particulièrement aux Professeurs F. Didelot et O. Kourilsky qui, avec nos partenaires, ont soutenu et/ou permis notre travail, et bien sûr aux collègues (collaborateurs et collaboratrices) qui nous accompagnent à la Ligue Rein et Santé.

Nous allons « *Aider le patient à sortir de la crise. Le patient est un soignant qui s'ignore* » a dit Adeline Gardinier et « *la connaissance, c'est partager le savoir qui nous fait grandir* » a dit Olivier Lockert dans *Hypnose*. Tentons ensemble ce challenge.

NB : nos sources sont publiques et font l'objet de références en e santé 2.0, trouvées lors de la rédaction de l'ouvrage (en effet l'Internet a ouvert la connaissance pour tous ; nous avons trié ce qui nous paraît essentiel sur le sujet traité, pour le porter à votre attention).

Sommes-nous légitimes pour cela ?

Pour nous nulle vocation scientifique dans ces trois ouvrages ! Que ce soit bien clair : nous restons des profanes expérimentés par leur vécu. Nous n'avons donc aucun mérite à avoir retenu dans ce qui a été dit ou écrit par les autres ce que nous restituons

Pour ce faire, nous explorerons tout d'abord le terrain et le fonctionnement de notre corps pour comprendre finalement pourquoi l'on n'a jamais vraiment « *Mal aux reins* » et quelle part de responsabilité nous pouvons avoir (ou ne pas avoir) dans la destruction de notre fonction rénale. Rappelons ce vieil adage : « *Il n'y a pas de maladies mais des malades* » (sic). Eh oui, si le médecin voit la maladie, nous, nous verrons « *le malade* », notre collègue, avec lequel nous partageons déjà une partie du parcours (ses joies et ses peines).

Enfin, le rein et ses pathologies nous permettront de poser *in fine* le problème sociétal qui guette notre système de santé sans recours à la prévention et aux dépistages appropriés. Une stratégie globale est souhaitable pour ralentir l'essor des maladies chroniques qui sont l'hypertension artérielle *HTA*, le *Diabète, et* l'*IRC* (insuffisance rénale chronique), elle doit être étudiée et expérimentée ; nous proposerons le dépistage précoce en pharmacie des sujets à risque, dans le livret 2.

Viendra, avec l'âge, le moment de la dialyse ou de la transplantation rénale ; alors, autant en aborder toutes les conséquences et contraintes pour le patient concerné (livret 3).

Si besoin et concernant le vocabulaire utilisé dans cet ouvrage, référez-vous à notre encyclopédie virtuelle (le vocabulaire médical des malades rénaux chroniques (MRC)

et de l'IRC via : http://www.yomi-mrc.fr/, l'un des sites Web mis à votre disposition gracieusement par la Ligue du Rein.

Introduction

Les bonnes raisons pour nous mobiliser et tenter de faire face

État des lieux chiffré de notre santé

Bon… jour, comment allez-vous ? me dit mon médecin traitant, une fois de plus.

Des mots que nous connaissons bien, souvent prononcés pour conjurer les mauvais jours, soit quand notre santé commencera ou continuera à se détériorer. Être en bonne santé est un privilège et l'on n'est malheureusement conscient de ce privilège que lorsque l'on est malade. Pour preuve…

Selon les dernières statistiques de l'O.M.S. :

- 8 500 décès pour malnutrition infantile.
- 14 000 décès tous les jours à cause du paludisme.
- 3 000 suicides quotidiens dans le monde.
- 16 000 décès dus à l'hypertension artérielle par jour.
- 19 000 décès quotidiens à cause du tabagisme et de l'alcool.
- 8 500 décès journaliers à cause du SIDA et des MST.

Ce constat alarmant est réalisé en omettant les accidents de la route et les autres… De fait, si nous ramenons cela à une année, et uniquement pour les exemples cités, cela nous fait 25 millions de décès/jour.
Au XXIe siècle il est toujours plus valorisant d'être riche, beau et surtout bien portant, moins pas trop non plus, car le « *trop pansu* », l'obèse est mis au ban de la société, soupçonné d'être porteur des maux de la société de consommation et notamment du diabète ?

Pourtant ce diabète de type 2 (l'effet) vient davantage de la « malbouffe » (la cause), de la sédentarité urbaine d'un usage

excessif de l'automobile et donc de notre mode de vie à l'américaine (qui en conditionne les effets).
Or, nous aspirons tous à vivre en bonne santé le plus longtemps possible. Être malade, cela coûte beaucoup à l'assurance maladie, et aux malades aussi.

L'âge mûr est l'âge où les maladies rattrapent nos excès en tout genre et la dégénérescence physique qui y est liée devient ensuite une bataille de survie prolongée, que bien heureusement la médecine d'aujourd'hui pallie petit à petit, en reculant sans cesse l'âge de la fin de vie. L'âge mûr ne devrait-il pourtant pas être celui du confort et de la consommation de bien-être ?

Après avoir cotisé plusieurs décennies pour sa retraite, l'on préférerait rester un moteur de croissance de l'économie et non devenir une charge pour la société.
Hors du stress agressif de cette époque individualiste, comment être en harmonie avec soi-même et en affinité avec les autres, ménager son métabolisme, pratiquer les sports à la fois du corps et de l'esprit ? C'est un challenge pour les personnes d'âge mûr, dont on ne saurait disconvenir.
Il reste à relever ce défi avec l'aide nécessaire (même technologique) de la science et notamment de la recherche médicale.

1. Environnement, art de vivre et santé

Tout ce que nous avons retenu et espérons avoir compris sur l'évolution de notre milieu environnemental se trouve précisé dans le raccourci qui suit.

En effet, quelques chiffres parlent d'eux-mêmes du présent et de notre avenir, apparemment difficile : nous sommes passés à 5,32 milliards d'êtres humains sur la planète en 1990 et nous allons atteindre 6 à 9 milliards d'individus, avec des ressources épuisables connues et nous allons continuer d'exploiter les ressources restantes (nourriture, eau, pétrole). Parmi eux, on comptait 2,6 milliards de citadins dans le monde selon la banque mondiale en 1996 et 33 villes de plus de 10 millions d'habitants en 2015.
De l'Internet au nanomonde, a priori nul futurologue ne saurait prédire avec exactitude la société telle qu'elle se présentera après 2050.

Gérer mieux nos productions, comme nos déchets, restera l'enjeu fondamental des générations futures : la terre telle « *un rein* » ne saurait toujours filtrer nos excès. Enfin, plus philosophiquement, compagnons d'infortune, « *Imagine* » comme John Lennon ce monde « *sans religion ni conflit* », dont nous avons tous besoin. Mais pourquoi le monde du futur ne serait-il pas (idéalement) idéal ?

De l'infiniment grand à l'infiniment petit, les systèmes s'emboîtent et évoluent, issus tous d'une même origine métabolique. Croire que nous pourrons maîtriser l'évolution et notre futur est utopique, comme nous le voyons lors de chaque catastrophe naturelle ; c'est la planète qui nous supporte et non le contraire. C'est la nature qui nous permet d'exister.

La mer, le ciel et le soleil forment le complexe de la vie sur terre. Tout petits et fragiles sur nos continents émergeant à la surface d'une planète bouillonnante, véritables fourmis humaines, nous prenons nos désirs de grandeur et d'hégémonie pour des réalités, nous considérant comme des dieux, inconscients de nos faiblesses et de notre réelle représentativité dans cet univers immensément grand et en expansion continue, où nous exprimons d'insatiables besoins.

Sauvons notre faune et notre flore ne coupons pas la branche d'arbre sur laquelle nous sommes si fragilement assis grâce à la clémence de dame nature. Si la terre est nourricière, si la forêt tropicale et sa biodiversité nous permettent nos médicaments, avec les biologistes qui traquent les plantes et les petits animaux inconnus avant leur disparition, défendons nos forêts vierges (et les autres). Sauvons cette précieuse nature, seule source de la survie de notre espèce. Ainsi sauverons-nous la qualité de notre air et respirerons-nous la santé par les plantes. Les aborigènes australiens savent emprunter à la nature leurs justes besoins mais aussi permettre que le sol se régénère (alors que nous le détruisons pour y planter des OGM).

À propos d'arbre, l'abandon du mouchoir textile au profit du mouchoir en papier est un désastre pour nos plantations arboricoles ; depuis l'arrivée de l'informatique, on a utilisé presque autant de papier. Est-ce bien là le progrès technique attendu ? La nature a un autre grand ennemi : « *le plastique* » qui la ronge (entre autres).

A) La vie

Comme par un heureux hasard, l'astre solaire se situe juste à la bonne distance de notre bonne mère "la terre" (GAIA) et quatre atomes H (hydrogène) O (oxygène) N (azote) C (carbone) synthétisent sur notre planète la matière vivante primitive. Grâce à la molécule de chlorophylle, les plantes vertes utilisent la lumière solaire pour fabriquer de la matière vivante à partir de gaz carbonique et d'eau. Nous souhaiterions nous aussi pouvoir convertir une petite fraction du rayonnement solaire en matière organique et la science n'a de cesse de copier la nature, même si parfois elle le fait mal. Nos cellules contiennent des centrales énergétiques performantes que nous reproduirions utilement en changeant d'échelle. Car si tout existe déjà dans notre environnement, nous devons tout d'abord en comprendre les mécanismes et en tirer les enseignements nécessaires pour tenter de recréer ingénieusement et à notre tour la belle mécanique universelle humaine.

L'air (21 % d'oxygène et 78 % d'azote) est indispensable à la vie. L'oxygène, absent il y a quatre milliards d'années, apporte depuis une régulation naturelle mystérieuse, et un équilibre global lui reste intensément et indiciblement lié. Avec 15 % d'oxygène le feu serait impossible et avec 22 % il serait tout à fait spontané. L'hydrogène se combine à l'oxygène pour former de l'eau (H_2O le dihydrogène monoxyde) et bientôt nous produirons de l'électricité à partir de l'hydrogène (pile à combustible).

La terre jouit de l'unique et caractéristique privilège, parmi les astres du système solaire, de disposer près de sa surface de lumière, d'air et d'eau. C'est le seul endroit connu dans l'univers où l'eau est présente sous forme liquide et en quantité (les océans représentent 70 % de la surface de la Terre et 97 % du volume des eaux de l'hydrosphère).

L'océan mondial est un formidable stockeur de l'énergie solaire. Le soleil déverse chaque année sur notre terre l'équivalent de 100 000 milliards de tonnes de pétrole (1 360 W/m^2). Or si la nature est bonne, elle peut être tout autant hostile ou dangereuse.

Souvenez-vous ! Sans combinaison et dans l'espace, avec la pression atmosphérique régnante, l'homme se mettrait à bouillir. Il reste que nous sommes ainsi constitués en grande partie de liquide et que nous sommes adaptés à une vie sur terre, à la pression atmosphérique. Pour nous l'eau c'est la vie ; il en faut une juste quantité corporelle ; nous buvons et nous urinons pour optimiser cela. La nature est bien faite quand même… et notre organisme est adapté pour vivre là et pas ailleurs.

L'homme, avant tout, est un organisme cellulaire

À savoir dans un article de Luxorion (sur astrosurf) : « *La vie naît de l'agencement complexe de molécules et de macromolécules, d'acides aminés arrangés en double hélice. Le corps humain est constitué d'environ un trillion soit 100 mille milliards de cellules plus ou moins spécialisées ! Rien que le cerveau d'un nouveau-né contient 100 milliards de neurones. Toutes ces cellules sont organisées dans un but commun : maintenir l'organisme en bon état.*

Comme une machine, nos tissus et nos organes s'usent et nos fonctions métaboliques se dérèglent. Mais contrairement à une machine, du fait que nos organes sont vivants, des mécanismes nous maintiennent en permanence dans le meilleur état possible, et mieux encore que la machine la mieux entretenue. Pour assurer cette fonction vitale, chaque jour des millions de cellules sont renouvelées, du plus profond de nos entrailles à la surface de notre épiderme.

Comme tous les organismes vivants, le corps humain est non seulement autonome et ne compte que sur sa propre énergie pour assurer ses fonctions mais c'est un organisme à la fois stable et instable, ce qui est une condition étrange et a priori paradoxale mais primordiale pour garantir son évolution.

Ainsi, contrairement à une machine qui doit fonctionner de la manière la plus stable possible, le corps humain doit être thermodynamiquement instable pour assurer ses fonctions. La machine a toutes les chances de s'user et de tomber en panne, tandis que le corps humain bénéficie d'une assurance-vie assortie d'un dépannage discret à perpétuité, ou du moins valable environ un siècle.

Comme une fourmilière ou une ruche, il y a bien un cerveau central et un réseau de communication complexe qui le relie à tous ses sujets, mais les "individus", nos différentes cellules, tissus et organes ne semblent pas lui obéir au doigt et à l'œil. Ils respectent néanmoins un ordre général, du genre : "Au travail et maintenez-moi cet organisme en état !" C'est un ordre très vague qui pourtant fonctionne sans grandes anicroches chez tous les êtres vivants depuis des milliards d'années. »

Chaque cellule fonctionne comme une petite usine spécialisée dans une activité particulière qui va produire des molécules nécessaires à son bon fonctionnement. Chaque organe, et donc chaque tissu qui le compose, est composé d'un type de cellules différent.

Chacun de ces types de cellules a une fonction particulière à assurer et il y en a beaucoup : il existe plus de 200 sortes de cellules chez l'homme.

La division cellulaire

Mais au tout début, le corps provient d'une seule cellule. Cette cellule est créée au moment de la fécondation d'un ovule par un spermatozoïde. Il va falloir des milliards de divisions cellulaires pour que cette cellule unique devienne un être humain ! Les premières nouvelles cellules sont parfaitement identiques à l'ovule fécondé. Elles vont commencer à se spécialiser à partir de la huitième cellule. C'est à ce moment-là qu'on va trouver des cellules spécialisées dans le transport de l'oxygène, ou encore des cellules pour la fabrication de la peau. Le nom de cette division cellulaire est la mitose.

La mort cellulaire (le corollaire de la division)

Les cellules ne peuvent pas vivre éternellement. Elles se reproduisent en se divisant ; elles se divisent et meurent de façon qu'il y ait toujours le même nombre de cellules dans l'organisme.

De combien de cellules disposons-nous ? 50 000 milliards, ni plus ni moins ! En fait, à un moment donné, la cellule va recevoir de son environnement un signal qui lui ordonne de mourir. Quand ce moment arrivera elle va lancer un programme d'autodestruction, qu'on appelle l'apoptose. Ce programme est contenu dans les gènes de la cellule et il est nécessaire à la survie des êtres vivants. C'est grâce à ce programme que l'équilibre du nombre de cellules d'un être vivant reste constant.

Lorsqu'il y a un mauvais fonctionnement au niveau des gènes et des molécules, les cellules ne peuvent plus remplir leur fonction normale. Elles se transforment ou peuvent mourir de façon incontrôlée et anormale. C'est comme Cela que les cellules génèrent des maladies génétiques comme la

mucoviscidose, ou encore le cancer. En effet, c'est dans le noyau de ces cellules qu'on trouve l'ADN. C'est lui qui contient le code qui va donner des instructions précises aux cellules et, les faire fonctionner ainsi que l'organisme tout entier. Donc, quand le code de l'ADN contient des erreurs, les cellules suivent des instructions fausses et c'est leur mauvais fonctionnement qui entraîne les maladies génétiques.
Les ateliers de Pasteur Lille, sont les auteurs des propos-ci. L'auteur, en effet, n'a pas de compétences particulières en biologie, comme nous l'avons déjà dit.

On progresse

Thérapie cellulaire thème abordé par l'Institut des Biothérapies/ La science est notre avenir

« L'être humain est composé de 60 000 milliards de cellules, qui ont chacune une fonction précise. Peau, cœur, foie, cerveau... Il existe environ 230 types de cellules. Certaines d'entre elles, comme le foie ou la surface des intestins, sont capables de reconstituer les tissus quand ils sont détruits. Mais ce n'est pas le cas de tous les organes. Si nous perdons trop de sang, qu'une brûlure est trop importante ou que l'on est atteint d'une maladie neurodégénérative, notre corps peine à régénérer ces cellules et ces tissus.

Pour reconstruire ces organes et tissus abîmés, les chercheurs ont donc eu l'idée d'utiliser les cellules souches, ces cellules de l'organisme qui sont capables de se reproduire et de renouveler les tissus. La greffe de moelle osseuse ou la transfusion sanguine peuvent être considérées comme les premières thérapies cellulaires. Après le traitement de certains cancers ou dans certaines maladies, la moelle osseuse, qui fabrique les globules rouges, les globules blancs et les plaquettes, ne fonctionne plus. Pour y remédier, il est possible de greffer des cellules de moelle osseuse provenant soit du patient, avant le traitement, soit d'un donneur compatible.

Premiers succès prometteurs.

L'utilisation des potentialités des cellules souches embryonnaires représente un espoir majeur pour les maladies rares. Ainsi, en 2009, les équipes d'I-Stem sont parvenues à reconstruire, à partir de cellules souches embryonnaires, un épiderme, puis un épiderme pigmenté. L'objectif des chercheurs : proposer un jour une ressource illimitée de cellules pour le traitement de maladies rares de la peau mais aussi des brûlures ou des ulcérations. »

B) Le métabolisme humain

L'air, l'eau, la nourriture et la vie....

Il paraît que nous pensons et que notre différence avec l'animal se situe principalement dans notre cerveau (a priori). Le cerveau est avant tout une sorte de récipient qui reçoit l'air ; cet air se distribue dans toutes les parties du corps. (*Dictionnaire de la pensée médicale* aux PUF). Il faut l'oxygéner avant tout ; en effet le sang grâce à l'hémoglobine transporte l'oxygène aux tissus et protège l'individu contre les agressions extérieures. L'air nous fait vivre, mais peut aussi nous rendre malade.

Nos caractéristiques, lorsqu'on les résume, tiennent à nos besoins : environ 17 min 3 s d'air par jour, deux litres d'eau et 1,5 kg de nourriture. Nous devons maintenir notre corps à 37°C (s'il se retrouve à 22°C, c'est la mort). Notre poids est relatif au pourcentage d'eau qui nous constitue (environ

70 %). Dans notre cerveau, le thalamus a notamment pour fonction de maintenir à 37°C la température de nos organes vitaux : cœur, reins, foie...

En fait, on inhale 12 000 litres d'air quotidiennement[2]. C'est très physique n'est-ce pas ? Aussi vaudrait-il mieux respirer à la surface de l'océan qu'à la sortie d'un pot catalytique.

Nous avons besoin de 25 min 3 s d'air neuf par heure et par personne (520kg d'air neuf pour 8 heures) ; nous consommons de l'air en le dégradant. Nous rejetons en moyenne deux litres d'eau par jour sous forme de vapeur d'eau. Contre les polluants de la maison, un seul filtre : notre appareil respiratoire. Dans 1 min 3 s d'air il y a 30 000 poussières de 10 microns et 30 millions de poussières de 0,1 micron, diffusées dans un air sec ou humide. L'hygrométrie de l'air ambiant est un facteur de santé trop ignoré.

Intoxiqué

Notre aptitude récente à détecter des polluants dans notre environnement se conjugue à l'efficience, force qui motive les entreprises (la recherche du profit maximum ou l'exécution des normes de production du plan sans référence aux moyens.) Aujourd'hui un polluant en remplace un autre et un retour à l'orthodoxie scientifique (rigueur intellectuelle, ignorance de la critique externe) nous fait craindre le pire alors que nous devrions adopter une attitude plus prudente envers les risques sanitaires. Aujourd'hui, l'AFSSET

---

[2] NB : « *La présence de vie sur terre est indissociable de la composition chimique de l'air que nous respirons. Tous les constituants de l'atmosphère jouent un rôle déterminant dans l'équilibre précaire qui conditionne le maintien des différentes formes de vie sur terre. La pollution de l'air concerne aujourd'hui aussi bien l'air ambiant de l'échelle locale à l'échelle planétaire, que celui des locaux de travail et des habitations domestiques* ». Gérard Megie.

s'inquiète des niveaux persistants de dioxyde d'azote (NO^2), un gaz irritant pour les voies respiratoires, favorisé par l'installation des filtres à particules sur les véhicules Diesel.

Les Editions Thierry Souccar proposent *Sang pour sang toxique*, un ouvrage destiné à informer le public sur les risques des contaminants pour la santé. Écrit par le professeur Jean-François Narbonne, toxicologue et chercheur au CNRS, ce livre donne de nombreux conseils pour aider les consommateurs à se prémunir contre les toxiques tels que les plastiques, le PCB, le bisphénol, les retardateurs de flammes ou encore les insecticides.

Le NouvelObs précise, dans un article, que : « *Le risque de malformations congénitales du fœtus est 2,5 fois plus élevé chez les femmes les plus exposées aux solvants sur leur lieu de travail, selon une étude. Utilisés pour diluer, dégraisser, séparer des substances ou nettoyer, les solvants sont des produits néfastes pour l'enfant à naître, confirme une étude menée par une équipe de l'Inserm. Le risque de malformations congénitales est 2,5 fois plus élevé chez les femmes les plus exposées aux solvants dans leur profession que chez les femmes qui n'y sont pas exposées du tout. Ces hydrocarbures ont en effet la capacité de franchir la barrière protectrice que forme le placenta pendant la grossesse. Des études menées sur des rates ont révélé la toxicité de ces produits pour le fœtus.*

Le plus souvent, les solvants sont inhalés via les voies respiratoires ou bien absorbés par la peau. »

« *Dans le budget énergétique quotidien, 60 % de l'énergie sont nécessaires pour stabiliser la température du corps à 37°C, alors que 12 % sont utilisés pour le travail des organes tels que le foie, les reins, les poumons, le système digestif, le cœur, etc... Le reste, soit 28 % seulement, assure les besoins de l'activité physique.* » Extrait de leblogdelagrosse de 2009.

Dès sa présence sur terre, l'homme eut trois soucis essentiels : se nourrir, se protéger du froid et se défendre contre les animaux. Des archéologues ont découvert des vestiges de canalisations distribuant de l'air chaud dans les ruines d'anciennes villes romaines détruites. L'art du bain est ancestral et bon pour la santé depuis bien des lustres.
Pour l'homme le confort est obtenu lorsqu'il existe un équilibre thermique global entre la production de chaleur (métabolisme humain et humidité de l'air) et l'émission de chaleur (vêtements, température opérative, vitesse de l'air). Lorsque nous ne ressentons aucun désagrément (ni froid, ni chaleur trop importante) tout au long de notre corps, alors nous sommes en harmonie avec notre environnement et dans des conditions idoines (de confort ou d'inconfort métabolique n'étant pas tous égaux en âge et santé). Dix pour cent d'entre nous se montreront toujours insatisfaits quoique nous fassions à ce sujet ; c'est une constante humaine avérée (le confort des uns est l'inconfort des autres).

C) Nos facteurs de risques

L'Inserm (organisme de recherche scientifique) nous dit dans son expertise de 2013 qu'il existe près de 100 familles de pesticides sous 10 000 formules commerciales. En chimie on compte plus de 70 000 000 de substances différentes ; ainsi évoluons-nous bien dangereusement. Le règlement européen Reach sur l'enregistrement, l'évaluation, l'autorisation et les restrictions des substances chimiques a inventorié 143 000 molécules dont 97 % pas encore testées.
« *On est dans l'urgence toxique* » conclut André Cicolella en invitant les industriels à relever le défi de l'innovation : « *La chimie est le problème mais elle est aussi la solution.* »

Les microbes et les bactéries sont partout. Lorsque nous serrons la main d'un ami, nous en échangeons un million, toucher une poignée de porte (pas seulement à l'hôpital) nous contamine assurément. Les éradiquer de sa cuisine ou de ses WC, relève de l'utopie ; ils et elles ne sont donc pas prêts à disparaître de nos logis.

Phénomène de société, nous autres citadins passons 22 h sur 24 h à l'intérieur des logements, lieux de travail, écoles, transports, espaces de loisirs… dans des ambiances où les concentrations en polluants peuvent être plus importantes que dans l'air extérieur. Le formaldéhyde est l'un des polluants prioritaires à gérer actuellement. Le Haut Conseil de Santé Publique (HCSP) a publié son avis concernant les valeurs repères d'aide à la gestion dans l'air des espaces clos pour le formaldéhyde. Sur la base de cet avis le gouvernement préparera un décret définissant des « *valeurs-guides pour l'air intérieur* ».

Le métropolitain serait plus pollué que la rue (*Science et Vie* n° 1000 p. 24) ; l'air y est pris en surface sans être filtré et sa qualité est médiocre. Les systèmes de freinage et de guidage du matériel roulant provoquent des particules qui s'ajoutent à celles de l'air extérieur. Ainsi l'air du métro parisien contiendrait des métaux et des hydrocarbures aromatiques monocycliques.

La recherche des formes de protections alternatives caractérisera sans doute le XXIe siècle. Mais pour autant, nous bénéficions déjà de 12 millions de substances chimiques différentes répertoriées. Est-ce bien nécessaire ? Selon l'Organisation mondiale de la santé (OMS), la pollution atmosphérique serait responsable de plus de 30 000 décès prématurés en France et 300 000 en Europe, chaque année. Principaux accusés : les particules fines. Selon l'Institut national de veille sanitaire (INVS), de 5 à 10 % des cancers seraient liés à des facteurs environnementaux. L'automobile, ce fléau de l'air pur, est inattaquable et l'industrie prospère ; en autre, l'énergie propre s'avère dangereuse et/ou onéreuse pour le moment. S'attaquer à nos problèmes de santé implique de changer nos modes de vie ; c'est donc quasiment impossible au nom des droits de l'homme et du citoyen.

Nos enfants nous accuseront, est un documentaire de Jean-Paul Jaud sur la pollution industrielle et l'impact des pesticides sur la santé. Il y est dit, que :
« - *Chaque année en Europe 100 000 enfants meurent de maladies causées par l'environnement.*
- *70 % des cancers sont liés à l'environnement dont 30 % à la pollution et 40 % à l'alimentation.*
- *Chaque année en France, on constate une augmentation de 1,1 % des cancers chez les enfants.*
- *En France, l'incidence du cancer a augmenté de 93 % en 25 ans chez l'homme.* »

N.B. : Félix Hément écrit dans *La Nature* vers 1880 : « *On diminuera la fréquence des maladies par l'assainissement des quartiers, la propreté, l'aération, l'éclairage naturel des habitations, la propreté des personnes, l'usage d'aliments sains, d'une eau pure ou, à défaut, d'une eau bouillie, en préservant les jeunes enfants du froid, et, en général, des variations brusques de température, sans les accabler sous le nombre des vêtements, en évitant tout excès, en faisant de l'exercice, etc., et en se souvenant du dicton : « Gaîté, doux exercice et modeste repas : voilà trois médecins qui ne se trompent pas.* »

Notre espérance de vie s'est beaucoup améliorée, mais cela est dû principalement, rappelons-le, à notre hygiène et à notre exigence de confort, à croire que nos ressources individuelles et notre adaptation organique et glandulaire sont innées, disposant de facultés propres pour résister à toutes les attaques qui toutes assemblées devraient nous anéantir depuis bien longtemps[3].

Il nous faut comprendre également les relations entre santé et environnement ainsi que l'extrême complexité des pathologies environnementales, afin de pouvoir agir le plus efficacement et le plus rapidement possible, répète-t-on souvent. Mais s'attaque-t-on aux causes plutôt qu'aux effets (ou conséquences) ? Permettez-moi d'avoir plus peur de ce que je trouve dans mon assiette et de ce que je respire que du réchauffement climatique, de la montée des océans par la fonte de nos deux pôles. Soyons raisonnables !

André Cicolella croit que nous ne pouvons plus traiter les problèmes de santé sans nous attarder à l'environnement dans lequel nous vivons. Ce toxicologue français estime que le modèle actuel n'est plus en mesure de faire face à ce problème.

On utilise aujourd'hui à mauvais escient (et on le met à toutes les sauces) le terme de « *développement durable* »

---

[3] N.B. : Histoire de hauts fourneaux, la faute à pas de chance : « *En 2005, après 40 ans de bons et loyaux services, « Job » demande sa retraite et l'obtient (Loi Fillon). 172 trimestres de cotisation. Il mérite un peu de repos notre Lorrain sous le beau soleil de Provence ! Sauf que la machine est grippée et, comme il est à la retraite, il ne peut plus graisser les engrenages dans les brouillards d'huile :*

- *En 2006 on lui diagnostique un cancer des cordes vocales.*
- *En 2007 un cancer du rein.*
- *Toujours en 2007 une surdité majeure.*
- *En 2008 une pleurésie du poumon droit dans un contexte d'exposition à l'amiante.*
- *Toujours en 2008 un cancer de la vessie.*

Chacun de ces cancers a une origine professionnelle avérée ; notre équipe (APCM) l'a démontrée. » Blog de Hadria Rivière du 26 août 2009.

rappelons qu'il s'agit du concept suivant (issu du rapport de la Norvégienne Gro Harlem Brundtland en 1987) :
« *Le développement durable* (selon Wikipédia) *est un mode de développement qui répond aux besoins du présent sans compromettre la capacité des générations futures de répondre aux leurs. Deux concepts sont inhérents à cette notion :*

- *le concept de « besoins », et plus particulièrement des besoins essentiels des plus démunis, à qui il convient d'accorder la plus grande priorité, et*
- *l'idée des limitations que l'état de nos techniques et de notre organisation sociale impose sur la capacité de l'environnement à répondre aux besoins actuels et à venir.* »[4]

On ne doit pas ignorer l'état de notre environnement et les problèmes qui y sont liés, du moment qu'ils nous servent à nous forger une philosophie qui nous sied et nous permet de choisir le mode et l'hygiène de vie les plus tolérables pour nous et à la fois acceptables pour notre santé.

Voltaire disait : « *J'ai décidé d'être heureux parce que c'est bon pour la santé.* »

La déclaration des droits de l'homme précise que le droit à la santé est défini comme celui de toute personne au meilleur état possible de santé physique et mentale, un droit qui figure parmi les droits de l'homme, et que ce droit découle de la dignité inhérente à la personne humaine.

---

[4] N.B. : Publié en 1987 par la Commission mondiale sur l'environnement et le développement, le Rapport Brundtland (ayant pour titre *Notre Avenir à Tous*) a été nommé ainsi du nom de la présidente de la commission, la Norvégienne Gro Harlem Brundtland. Ce rapport définit la politique nécessaire pour parvenir à un « *développement durable* ».

« L'espérance de vie de la population mondiale pourrait être augmentée de près de cinq ans en combattant cinq facteurs de risque, selon l'Organisation mondiale de la santé. La malnutrition infantile, les rapports sexuels non protégés, l'alcool, l'hypertension artérielle et le manque d'eau potable, d'assainissement et d'hygiène sont responsables de près d'un quart des 60 millions de décès prématurés recensés dans le monde chaque année. (Reuters/Sigit Pamungkas). » Selon l'*Express actualités*.

Selon une étude britannique publiée dans la revue médicale *The Lancet*, l'adoption d'un mode de vie plus sain par les populations pourrait prévenir 37 millions de décès prématurés d'ici 2025 dans le monde.

Source LCI le 5 mai 2014 : *si la population mondiale adoptait un mode de vie plus sain, au moins 37 millions de décès prématurés pourraient être évités d'ici 2025. D'après les scientifiques de l'Imperial College de Londres, dont l'étude a été publiée samedi dans la revue médicale* The Lancet, *ce résultat pourrait être atteint en éliminant ou en réduisant six facteurs de risques pour la santé.*

Celase dit en substance aussi comme cela : « *Selon une récente étude menée par des chercheurs de l'Imperial College de Londres, 37 millions de morts prématurées pourraient être évitées ou retardées si toutes les populations du monde changeaient leur mode de vie actuel en faveur d'habitudes plus saines. Pour arriver à ce résultat, les scientifiques préconisent d'agir sur des facteurs de risque pour la santé tels que la consommation de tabac, d'alcool, de sel, l'hypertension artérielle, l'obésité et le diabète.* »

Les deux éléments prépondérants pour agir sur l'espérance de vie sont apparemment la lutte contre le tabagisme et l'hypertension artérielle qui sont deux facteurs de risque

importants pour les maladies cardiovasculaires. Les scientifiques proposent alors plusieurs pistes pour avoir une vie plus saine : d'un tiers ou de moitié sa consommation de tabac, de 10 % sa consommation d'alcool, et réduire de 30 % celle de sel. La loi anti-tabac a déjà permis de réduire le nombre de naissances prématurées et d'enfants asthmatiques.
Le tabac est à l'origine, selon l'OMS, de 6 millions de décès dans le monde chaque année, et l'hypertension artérielle pourrait atteindre 1,56 milliard d'individus d'ici 10 ans.
On l'aura compris : L'adoption d'un mode de vie sain et sans tabac peut vous faire gagner des années de vie.

« Ces octogénaires ne sont jamais tombés malades grâce à cinq règles simples d'hygiène de vie.
Dans le cadre d'une étude qui a duré 35 ans, 25 hommes ont suivi à la lettre les cinq règles suivantes : bien manger, faire de l'exercice, moins boire, surveiller leur poids et ne jamais fumer.
« Bien que suivre ces étapes à la lettre ne garantisse pas une immunité absolue contre la maladie, les hommes qui sont tombés malades malgré une vie saine ont développé leur maladie bien plus tard que ceux qui négligent leurs habitudes de vie ». Source 31 oct. 2014 – Atlantico.

Les chercheurs recommandent pour cela :
- de réduire d'un tiers, et idéalement de moitié, la consommation de tabac ;
- de restreindre de 10 % celle d'alcool ;
- et de diminuer de 30 % celle de sel.

L'adoption de ces préconisations a pour objectif final de réduire de 25 % le nombre de personnes atteintes d'hypertension artérielle et d'arrêter la progression croissante du nombre de personnes diabétiques et obèses, chaque élément se trouvant corrélé et conséquent.

D'ici 2015, ce sont ainsi plus de 16 millions de décès dans le monde, chez les 30 à 70 ans, qui pourraient être retardés ou évités, ainsi que 21 millions de morts prématurées parmi les personnes âgées de plus de 70 ans.

L'homme n'est pas fait pour être malade, et son corps est son meilleur médicament. Nous connaissons encore très mal notre métabolisme, nos fonctions organiques et leurs dérives.

Il est un fait que, si nous menons une vie saine : Nous ne pouvons pas être tenus pour responsables de nos maladies dans cet environnement non choisi, qui nous contraint.

Rêvons un peu à notre avenir. Dans le scénario de *La Belle Verte* un film de Coline Serreau sorti en 1996, Mila quitte sa planète lointaine et sans carbone, la Belle Verte, pour atterrir en plein Paris. Elle y découvre la pollution, la société de consommation, le stress des Parisiens et leur apparente indifférence : un univers diamétralement opposé au sien qui ne tarde pas à séduire Max et sa femme, usés par le matérialisme ambiant. Sur la Belle Verte, les fils de Mila, Messaje et Messaul, s'impatientent du retour de leur mère et décident d'être téléportés sur Terre. Ainsi avec leurs 4 000 ans d'avance, ces êtres ont concentré leur énergie dans le développement spirituel de leur environnement.

D) L'eau et le rein

Notre corps est majoritairement composé d'eau nécessaire à l'irrigation nos cellules ; nous sommes dépendants de l'eau que nous buvons et de son élimination via nos reins et notre vessie.

À l'état liquide, solide ou gazeux, l'eau (l'un des quatre éléments d'Aristote), véritable réservoir d'oxygène, reste une substance mystérieuse, étrange, unique. Tout étant soluble dans l'eau, celle-ci garde trace de son parcours terrestre et souterrain et de fait il n'y a donc que très peu d'eaux vierges.

Tous les êtres vivants sont constitués d'eau ; on perd 2,3 à 2,5l d'eau par jour ; on en récupère un litre dans les aliments et on boit de 1,2 à 1,5 litre d'eau chaque jour. Si cette eau s'avère être polluée (même à doses faibles) vous pouvez imaginer qu'en 80 ans (1,5 l x 365 j/an x 80 = 43 800 l) un empoisonnement par l'eau reste tout à fait possible.

L'eau contaminée sera certainement le fléau le plus puissant pour l'humanité et s'il y a réchauffement climatique le phénomène ne sera qu'accentué. L'eau potable est indispensable à la vie humaine et c'est là toute notre fragilité, notamment si nos reins ont du mal à épurer l'eau que nous ingérons jour après jour.

Il reste à dire que cette eau indispensable à la vie irrigue en permanence nos cellules, notre corps et qu'en boire régulièrement et assez permet d'épurer nos reins. Ne pas boire et éviter volontairement d'épancher ses urines n'est pas bon pour la santé.

Voilà pourquoi nous oserons à notre manière tenter d'expliquer comment l'être humain fonctionne et combien « le faire pipi » est important, naturel, salvateur. Nous avons dû l'oublier, les animaux eux pas encore heureusement. Nos chats domestiques ont comme nous de sérieux problèmes rénaux.

« Une hydratation correcte permet de maintenir un volume plasmatique (volume sanguin) suffisant et donc un débit cardiaque correct et une bonne oxygénation des tissus. Elle permet également de maintenir une élimination de l'eau par les reins (urine) suffisante pour éliminer les toxiques

produits par le métabolisme. Les études scientifiques démontrent que si l'homme peut survivre à une perte d'environ 40 % de glucides, de protides ou de lipides, il lui est pratiquement impossible de rester vivant après une perte de seulement un dixième de l'eau dont son corps est constitué. Il est donc plus qu'indispensable de s'hydrater tout au long de la journée, et ce jusqu'en fin de vie. » selon les conseils de Michael Perthuis.

La toxicité infime que peut contenir chacun des liquides que nous absorbons quotidiennement pour nous désaltérer et épurer notre corps a pour conséquence sur le long terme de s'accumuler et d'altérer progressivement notre santé. On ne se fait jamais beaucoup de mal d'un excès, juste quand celui-ci se trouve trop souvent répété.

Nos besoins hydriques sont essentiels

L'eau organise la vie. Sur terre à la pression atmosphérique elle refroidit le corps, transporte aliments et déchets ; c'est également un aliment qui participe à la production d'énergie. Elle est donc vertueuse.

Tentons de mieux comprendre ici la complexité du corps humain.

Notre corps est une usine extrêmement perfectionnée, qui ingère, fait du tri, recycle, élimine ses déchets par la peau, les poumons, le foie, les reins et les intestins.

Nous transportons en nous une extraordinaire et gigantesque entreprise industrielle composée de 60 000 milliards d'ateliers (en fait 60 000 milliards de cellules) de transformation, qui travaillent sans relâche. Le côté gigantesque pour ces ateliers, qui représentent 10 000 fois la population humaine, est que ceux-ci se trouvent intégrés dans un système comprenant un milliard de milliards de milliards d'éléments constituant le corps humain, dont un million de milliards de bactéries qui officient généreusement.

Tout cela est relié par 100 000 km de transmissions nerveuses (le cerveau y ajoute 100 milliards de neurones) et 950 km de tuyaux sanguins, chargés de 5 millions de globules rouges, un réseau fort comparable aux plus grands réseaux planétaires.

Il y a de multiples fonctions pour chaque organe et petit élément du corps dans les cellules ; par exemple, les mitochondries sont de véritables centrales énergétiques. Elles produisent de l'énergie et libèrent de la chaleur. L'ensemble des organes internes, reins, foie, poumons, glandes surrénales, est couplé à une chaîne de service très centralisée qui s'arrange pour répondre aux fluctuations des besoins, un Web interne en quelque sorte.

Pour faire fonctionner ce système de mieux en mieux rodé par des étapes successives, on fait appel : aux molécules (acides aminés ou acides nucléiques), aux macromolécules, aux membranes, aux cellules, aux hormones, aux protéines. L'ADN (un code-barre géant) est la mémoire génétique du système et comme ailleurs ici s'échangent des électrons (atomes et ions) qui lient l'ensemble.

Pour faire fonctionner cet ensemble complexe mais cohérent, il faut de l'air, des aliments, de l'eau. À 70 ans nous aurons ingurgité bon an mal an : 400 millions de litres d'air, 40 tonnes d'aliments et 45 000 litres d'eau. L'eau est aussi vitale que l'oxygène. Nous possédons chacun d'entre nous en moyenne 45 kg d'eau dans notre corps. Ils irriguent : le sang, le tube digestif, les muscles et les autres organes. 50 litres d'eau par heure changent de cellule. Chaque cellule contient 500 um^3 (un um^3, est un cube d'un micron de côté) en moyenne, dont un à 10 sont renouvelés à chaque minute.

De toute façon et de plus, le vivant ne fait jamais confiance à un seul mécanisme ; tout est régulé et redondant.

Nous devons maintenir notre corps en état d'hydratation optimale. L'eau est un élément important, à la fois déménageur, entraîneur, récupérateur, recycleur, digesteur, éboueur, moteur, régulateur, architecte. Ce n'est pas par hasard que notre corps est constitué d'eau, eau qu'il gère avec précaution et constance grâce à son propre hydrostat qui fait la mise au point.

L'eau contenue dans l'organisme d'un adulte représente 60 à 65 % de son poids corporel, 75 % chez le nourrisson et 55 % chez la personne âgée. Plus nous vieillissons moins nous en contenons ; il est donc indispensable de reconstituer nos réserves. Une perte en eau de 2 % est le premier signe d'alerte : c'est la « soif ». Une perte de 10 % peut entraîner des hallucinations et une perte de 15 %, la mort.
En vieillissant, il est donc primordial de boire même sans sensation de « *soif* » car c'est un signal qui tend à disparaître avec l'âge.

Il nous faut donc boire suffisamment d'eau et une eau de bonne qualité. Idéalement, on doit s'hydrater à petites doses et souvent, boire modérément pendant les repas, six fois par jour éliminer et absorber de l'eau fraîche au réveil. On sait qu'au cours de l'effort on perd de un à deux litres d'eau par heure ; nous produisons 1,5 l d'urine par jour. L'urine, sachons-le, c'est 95 % d'eau ! L'organe (la glande) qui fabrique et excrète l'urine est « *le rein* ».

Lors de la Journée mondiale du rein 2014, le professeur Guillermo Garcia, membre du comité d'organisation de la

Journée mondiale du rein, a demandé à la société civile, aux gouvernements, aux professionnels de la santé, mais aussi aux patients eux-mêmes de sensibiliser le grand public à la nécessité de commencer chaque journée par l'ingestion d'un verre d'eau fraîche.

« *Boire un verre d'eau ne soignera pas vos reins, mais contribuera certainement à vous rappeler que vous devez en prendre soin.* » Notre corps et nous ne font qu'un ; prenons soin des deux…

Combien de meetings de colloques, de réunions, sans même un peu d'eau pour les participants ? Les femmes heureusement pensent plus à s'hydrater que les hommes et elles sont moins nombreuses en insuffisance rénale ; serait-ce le fruit d'un pur hasard… ?

Nous ingérons près de 800 litres d'eau par an. Heureusement s'il y a trop d'eau le corps l'élimine, mais si l'on perd 20 % de sa masse d'eau, on meurt… D'autre part l'eau consommée en excès est un véritable poison.

En matière d'eau le corps humain sait résoudre les problèmes basiques dans 99 % des cas. Le problème est analysé et résolu localement sans ennuyer pour autant notre cerveau. La gestion se fait au plus près des réalités pour veiller à l'essentiel. Dès qu'un déséquilibre se produit, il est rectifié et compensé ; la stabilité est une recherche permanente dans un milieu qui ne cesse de changer. On ne saurait tout prévoir en matière de besoins en eau. Heureusement au savoir interne de la gestion de l'eau, on peut ajouter : le recours à la soif et la sueur par forte chaleur, pour mieux éliminer. Étrangement le manque n'est pas un déficit en eau, mais une demande de sel. Ce qui agit sur l'eau est précis : le volume et la température, la pression et le PH, la structure des protéines, la concentration des multiples substances dissoutes.

Les sorties d'eau sont surtout l'affaire des reins qui filtrent (par le glomérule), récupèrent et forment dans le glomérule l'urine primitive. Les reins éliminent seulement l'eau en trop. Ils ont un énorme potentiel et une incroyable efficacité ; ils fabriquent et éliminent seulement l'eau en trop dans notre organisme, soit environ 1,5 litre d'urines par jour et ne conservent que l'essentiel. En effet, les néphrons utilisent les sels pour évacuer ou récupérer l'eau et vice- versa ; de plus ils réabsorbent les ions sodium.

L'eau est donc un élément indispensable. Elle permet de rendre le sang plus liquide et donc de mieux faire circuler l'oxygène et les nutriments vers les organes qui en ont besoin.

Des amis fidèles, l'eau et le rein : « *Pour le sang, intravasculaire, il y a l'eau qui compose le plasma, extracellulaire, et l'eau qui remplit les globules rouges et blancs, intracellulaire.*

Pour le reste du liquide, il y a le liquide dit "interstitiel", dans lequel baignent les cellules, et le liquide qui remplit les cellules du corps. L'eau ingérée commence par passer directement dans le compartiment intravasculaire. Le corps régule le passage de cette eau dans l'un ou l'autre compartiment de manière à garder toujours la même quantité à la même concentration en ions. Selon les pertes dues au métabolisme, à l'évaporation respiratoire, à la sudation, etc., l'eau supplémentaire va passer dans d'autres compartiments, par exemple du plasma au liquide interstitiel, puis au compartiment intracellulaire. L'organe qui régule la quantité totale d'eau dans le corps est le rein : il reçoit un grand débit de sang et élimine ce qu'il considère comme un surplus de liquide. L'eau filtrée par le rein descend jusqu'à la vessie, où elle est stockée en attendant d'être évacuée. Normalement, le rein régule de manière très fine la quantité d'eau du corps. Si vous buvez rapidement un litre, vous allez uriner à peu près la même quantité en quelques dizaines de minutes. Il n'y a normalement pas de stockage, même si cela peut se produire dans des situations pathologiques. Il arrive, comme dans le cas de l'insuffisance cardiaque, que le rein soit trompé sur la réelle quantité d'eau corporelle et n'élimine pas suffisamment d'eau. C'est une origine fréquente de rétention d'eau. Il peut également arriver que les échanges entre compartiments soient déréglés et que de l'eau s'accumule dans le liquide interstitiel.

C'est par exemple le cas dans la cirrhose, où le liquide fuit les vaisseaux en raison d'une trop grande pression, ou dans le choc anaphylactique où les membranes deviennent excessivement perméables. » Yahoo 31 mai 2010 en réponse à la question : « *Où va l'eau ingérée après être passée par l'estomac et les reins et comment se stocke le surplus ?* »[5]
Avouons que le langage médical n'est pas toujours suffisamment clair et que le constat fait autour de nous nous laisse songeur sur l'art d'uriner (et de bien déféquer) qui serait à enseigner dès la plus tendre enfance, notamment aux petites filles. Mais pour cela encore faudrait-il aussi songer à prévoir suffisamment de toilettes publiques hygiéniques, saines, sûres, propres et gratuites en ville.

Voici ce qu'écrit *Futura Sciences et Santé*, à ce sujet :
« En France, trois adultes sur quatre ont le sentiment d'être bien hydratés. En réalité, plus de huit sur dix ne suivent pas les valeurs repères d'hydratation : consommer au minimum 1,5 litre de boisson par jour, voire plus en période estivale.

---

[5] N. B. : Notre inspiration bibliographique provient de cet ouvrage : *Comme un poisson dans l'eau* d'André Giordan, éditeur documents Payot (1995).

L'eau reste la principale boisson consommée en France, tous âges confondus.
Viennent ensuite les boissons lactées pour les enfants et adolescents, les boissons chaudes de type thé ou café pour les adultes. En moyenne et par jour, les plus jeunes consomment l'équivalent d'une demi-canette de boissons rafraîchissantes sans alcool et les adultes un tiers. »

Les idées reçues à oublier :

- Le fait de boire en mangeant perturbe la digestion. Faux ! Cela permet au contraire d'atteindre ses besoins hydriques ;
- S'hydrater, c'est boire uniquement de l'eau. Faux ! C'est en diversifiant les boissons et donc les sources de plaisir que l'on parvient plus aisément à s'hydrater suffisamment ;
- Les boissons sucrées n'hydratent pas. Faux ! Toutes les boissons participent à l'hydratation. Toutefois, celles contenant du sucre apportent également des calories.

En fait on peut dire que *« L'hydratation est aussi importante qu'une bonne nutrition »*. En parle-t-on suffisamment ?

Rappelons qu'en période estivale il est recommandé de boire au minimum l'équivalent de 8 verres par jour. L'idéal est une consommation quotidienne de 13 à 14 verres, à adapter selon son poids. Le cas échéant, interrogez votre médecin ou votre pharmacien sur la quantité adéquate. Il est également recommandé de boire régulièrement et sans attendre la soif, au moins un litre et demi par jour, à l'exception d'éventuelles contre-indications médicales. En cas de fortes chaleurs, il faut boire suffisamment pour maintenir une élimination urinaire normale.

Pour le docteur Jean-Michel Lecerf, chef du service nutrition de l'Institut Pasteur de Lille, *« l'hydratation est importante, au même titre qu'une bonne nutrition. Elle permet de maintenir un certain nombre d'équilibres à l'intérieur de notre organisme. Des apports hydriques insuffisants peuvent générer des troubles mineurs, mais aussi plus graves »*. Ce sont maux de tête, constipation, inconfort urinaire, douleurs musculaires, fatigue…

« Il est important de continuer à dire qu'il faut boire tout au long de la journée et de façon variée, tout en privilégiant l'eau, explique le docteur Lecerf. *Mais il y a aussi de la place pour les autres boissons, des "boissons plaisir" même si elles doivent être limitées. En effet, boire n'est pas uniquement un comportement de nutrition, c'est aussi un comportement de plaisir. »* C'est ce qu'on peut lire toujours sur le site de *Futura Sciences et Santé*

L'eau en mouvement dans le sang, l'eau en mouvement dans les cellules et l'eau du plasma sanguin sont filtrées en permanence par les reins.
En conclusion, l'équilibre de la balance hydrominérale est une fonction fragile bien que fondamentale. L'intérêt d'une consommation quotidienne d'eau sans autre composant fait donc de plus en plus d'adeptes. Elle s'intègre dans un style de vie qui privilégie la santé avec une alimentation équilibrée, et qui doit pouvoir protéger, à plus ou moins long terme, l'intégrité des fonctions essentielles de notre organisme. Cet équilibre est largement sous la dépendance de nombreux systèmes hormonaux, dont la vasopressine, modulant les mouvements de l'eau et des ions. Cette hormone pourrait être impliquée dans l'HTA et l'insuffisance cardiaque. Communication de la marque Evian.

En effet, lorsque des bactéries s'installent et prolifèrent dans le système urinaire, l'infection ne tarde pas à se faire sentir. Celle-ci peut être de trois types, selon sa localisation. Quand l'infection n'affecte que l'urètre, c'est une urétrite. Lorsque c'est la vessie qui est touchée, on parle de cystite. C'est la plus courante des infections urinaires et elle affecte presque essentiellement les femmes. Elle survient généralement lorsque des bactéries intestinales, nombreuses en périphérie de l'anus, s'infiltrent par la vulve, empruntent l'urètre et rejoignent la vessie. La cystite s'accompagne généralement d'une urétrite.

« Enfin, la pyélonéphrite est une infection plus grave qui peut être la conséquence d'une cystite mal traitée favorisant le déplacement de l'inflammation de la vessie vers les reins. » précise Santé Canoe.com au Québec.

Afin de lutter contre l'infection urinaire, le premier réflexe est de boire beaucoup d'eau afin de drainer le système urinaire. Parfois cela suffit pour calmer les désagréments, mais en cas de fièvre il est évident qu'un traitement antibiotique, bien ciblé, s'impose.

Telles sont donc les données que nous avons pensé utile de prendre en compte, pour sauver nos reins et en fait beaucoup de nos organes également impliqués. Mais nous sommes encore loin du compte dans les explications qui nous paraissent essentielles pour appréhender la maladie rénale et sa cause.

« Il ne faut pas oublier que la maladie est parfois une chose nécessaire ; c'est l'effort que fait l'organisme pour retrouver la santé. Nous prenons toujours la maladie pour quelque chose de désagréable et de mauvais qu'il faut combattre. Si nous empêchons le redressement que l'organisme est en train d'opérer, nous agressons la maladie. Autrefois on faisait transpirer pour une grippe, pour aider à liquider beaucoup de choses. Avec la température toutes les réactions chimiques sont accélérées (le cœur bat plus vite, le foie

fonctionne plus vite, etc., etc.) et la guérison est activée. Il est dommage, d'un certain côté, de supprimer toutes ces possibilités de fièvre, parce qu'elles aident à éliminer tout ce qui était en trop », nous dit le Dr Maud Cousin.

Comprendre les reins et l'eau

L'excrétion correspond à l'ensemble des processus conduisant à l'évacuation à l'extérieur de l'organisme des déchets issus du fonctionnement des cellules. À l'exception du gaz carbonique, rejeté par la respiration, et des déchets de la digestion, qui constituent les excréments, les déchets, comme l'urée et l'acide urique sont transportés par le sang et éliminés par l'urine produite par les reins.
L'excrétion de l'eau n'est pas un « travail » pour les reins. C'est au contraire l'excrétion des déchets du métabolisme dans peu d'eau qui augmente le travail des reins. Les mouvements d'eau les plus importants ont lieu au niveau des reins.

Les reins filtrent continuellement le plasma au rythme de cinq ou six litres par heure (soit 140 l par jour), c'est-à-dire que notre sang (environ cinq litres dont 2,8 l de plasma) est épuré complètement plus de quarante fois par jour. Sur ce très grand volume, 99 % de l'eau sont "réabsorbés" par des cellules spécialisées des reins qui peuvent sélectionner les molécules utiles, celles que l'organisme doit garder, et les molécules qu'elles doivent excréter, c'est-à-dire certains déchets (urée, acide urique, créatinine) et des minéraux (sodium, chlore, potassium, calcium, magnésium, etc.) qu'on doit, pour rester en équilibre, éliminer chaque jour en quantité égale à celle qu'on a ingérée. Donc les urines doivent éliminer le sel de l'alimentation, le potassium et le calcium.

Ce qui est potentiellement toxique pour les reins, ce n'est pas la filtration d'eau mais celle de molécules néphrotoxiques capables de s'accumuler dans les néphrons, tels les ANS (anti-inflammatoires non stéroïdiens) par exemple.

Donc, en résumé : l'eau compose 95 % de la quantité totale de l'urine, les 5 % qui restent étant constitués essentiellement d'urée et de chlorure de sodium (équivalant à notre sel de table).

Les déchets restants sont finalement excrétés dans un volume d'urine d'environ un à deux litres par jour (donc environ 1 % seulement de ce qui avait été filtré initialement). Les reins peuvent donc fortement concentrer les déchets dans l'eau urinaire. À l'inverse, si l'on boit beaucoup (au-delà des besoins de l'organisme), les reins peuvent éliminer l'excès de liquide ingéré en formant une urine abondante dans laquelle les déchets sont plus dilués que dans le sang. À l'entrée du rein il y a 0.34g d'urée dans le sang et à la sortie 0.01g.

Le rein est donc ce filtre qui traite chaque jour 180 l d'eau, et en excrète environ 1,5 l. Bilan : Les apports sont boissons + alimentation (2,2 l) et l'eau produite par le métabolisme des aliments lui-même, soit 2,5 litres et les pertes sont les urines (1,5 l), les selles (0,2 l), la transpiration (0,5 l) et la respiration (0,3 l). Le renouvellement moyen de l'eau dans notre corps se fait sur 30 jours.

La quantité d'eau émise chaque jour sous forme d'urine est appelée « *la diurèse* » (on en reparlera dans le livret 3). L'adaptation du volume de la diurèse par les reins est sous la dépendance d'une hormone, appelée hormone antidiurétique (ADH en abrégé). Elle permet aux reins de concentrer les déchets à excréter par l'urine dans un volume d'eau relativement faible. Dans les conditions normales, grâce à cette hormone, l'urine est une à quatre fois plus concentrée que le plasma aboutissant ainsi à de puissantes économies d'eau.

On devrait choisir le moment pour boire. Au moment des repas les sucs digestifs sont trop dilués par la boisson ; il vaut donc mieux boire entre les repas. Le matin, un verre d'eau est stimulant contre la constipation, mais il ne faut pas exagérer l'absorption d'eau sous peine de provoquer des douleurs rhumatismales.

Ce long chapitre à propos de l'eau et de la diurèse est dans le parcours de l'insuffisant rénal très important. Celui-ci s'en rend compte lorsqu'il est dialysé, qu'il a une diurèse fort ralentie ou inexistante et qu'il doit s'hydrater de la juste quantité dont il pourra se débarrasser pendant sa séance de dialyse, ce qui explique aussi la joie du transplanté qui retrouve avec le rein d'un donneur, un rein greffé qui pisse à nouveau. Là on comprend l'importance de pouvoir uriner et quand on doit en parler aux autres, on leur raconte le bonheur d'uriner normalement chaque jour au naturel…

À propos de l'urine, intégrons ce qui suit

Vous pouvez apprendre cinq choses sur votre santé en allant aux toilettes, selon huffingtonpost.fr, le 13 avril 2014 :
« *Les reins filtrent en moyenne 200 litres de sang par jour. Quand ils fonctionnent bien, le processus est très efficace : 198 litres de sang retournent dans l'organisme. En temps normal, les reins font leur travail si bien que la plupart des gens n'y pensent même pas au cours de leurs activités quotidiennes, manger, boire, vivre et aller aux toilettes (oui, c'est là que partent les deux autres litres.) Le système de filtration complexe des reins trouve toujours un équilibre entre la conservation des minéraux et des produits chimiques dont votre corps a besoin pour fonctionner normalement et l'élimination du reste par l'urine. J'imagine qu'un tas de*

blagues salaces vous viennent à l'esprit. Je vous les laisse, ainsi que le fou rire qui va avec, mais il est important de préciser que, peu importe la manière dont vous la regardez - à l'œil nu, sous le microscope, ou pas du tout -, l'urine contient des informations précieuses pour votre santé. Alors, si vous ne pensez pas déjà à votre urine ni même ne la regardez, il est temps de le faire. Ne jetez pas des informations précieuses pour votre santé dans les toilettes avant de connaître les 5 choses que peut révéler l'urine sur votre santé :

1. La plus claire possible. La couleur de "concentration" de votre urine vous indique si vous êtes bien hydraté, et ce qu'il vous faut c'est une urine claire. Si votre urine est jaune foncé, c'est qu'elle est plus concentrée : il est possible que vous soyez déshydraté. Quand on est déshydraté, les reins essayent de conserver les fluides dans le corps et ne produisent donc plus autant d'urine. La déshydratation peut aussi former des calculs rénaux car elle entraîne la concentration de grains minéraux dans les reins et les voies urinaires. Le meilleur moyen d'éviter les calculs rénaux est de boire beaucoup d'eau, ce qui permet de produire beaucoup d'urine claire.

2. En cas de couleur ou d'odeur étrange, il faut parfois consulter. Pas la peine de sortir la roue chromatique, mais si votre urine ne se situe plus dans les teintes jaunes, cela peut être le symptôme de quelque chose de très grave, tel que du sang dans votre urine, ou alors cela peut simplement refléter un changement d'alimentation. C'est pourquoi il est important que vous connaissiez vos "normes d'urine". Vous devriez faire attention à tout changement urinaire et voir s'il coïncide avec un changement dans votre alimentation.

Vous voyez du rose ? Si vous avez mangé des betteraves récemment ou tout aliment à base de colorant de betterave, c'est que cela vient de votre alimentation. La présence de globules rouges peut aussi rendre votre urine plus rose, rouge ou de couleur brunâtre. Il est donc important de reconnaître les réactions normales de votre corps à certains aliments et médicaments. En fait, il n'y a pas que les colorants "rouge de betterave" qui peuvent ressortir dans votre urine. Il en va de même pour les colorants alimentaires de toutes les couleurs. Alors souvenez-vous-en. Et sinon, est-ce que votre urine a une odeur bizarre ?

L'alimentation peut aussi en être responsable. Certains aliments, tels que l'asperge peuvent modifier l'apparence et l'odeur de votre urine. De même pour les médicaments et les compléments alimentaires. Les vitamines peuvent donner une odeur de renfermé à votre urine. L'urine peut apporter des indices essentiels pour votre santé, mais il est primordial de savoir à partir de quel moment il est utile de consulter un médecin, pour que vous ayez des analyses et un diagnostic appropriés en cas de problème plus sérieux, tel que du sang dans les urines.

3. Un marqueur précoce de lésion rénale. La présence de protéines dans l'urine est l'un des marqueurs les plus précoces d'une lésion rénale, en particulier chez les personnes diabétiques. Cela peut entraîner la formation de bulles dans l'urine. Lors de votre visite médicale annuelle, demandez à votre médecin de vous prescrire une analyse d'urine afin de vérifier la présence de protéines dans vos urines, surtout si vous êtes un sujet à risque - c'est-à-dire si vous avez plus de 60 ans, que vous avez de la tension ou du diabète ou des membres de votre famille qui souffrent d'insuffisance rénale.

4. Des symptômes de diabète. Le mot "diabète" signifie littéralement "passer au travers", c'est-à-dire uriner fréquemment en grande quantité. Quand il y a trop de sucre dans le sang et que le corps ne le gère pas correctement, les reins travaillent davantage pour essayer de l'éliminer du corps. Si votre urine a une odeur "sucrée", cela peut indiquer qu'elle contient du sucre. Cette présence de sucre peut signifier que vous êtes atteint de diabète ou de pré-diabète. Il est donc important de faire des analyses de sang supplémentaires pour confirmer (ou infirmer) un diagnostic. Le diabète est la cause majeure des maladies du rein et même le pré-diabète peut endommager les reins ; ce sont donc des maladies graves qui méritent toute votre attention et un traitement approprié.

5. La présence d'une infection. Une infection urinaire se produit lorsque des bactéries (des germes) se multiplient dans les voies urinaires. Les voies urinaires sont constituées de la vessie, de l'urètre, de l'uretère et des reins. Les bactéries entrent généralement dans les voies urinaires par l'urètre, c'est-à-dire le tube qui achemine l'urine hors du corps. Si une infection n'est pas traitée rapidement, les bactéries peuvent remonter jusqu'aux reins et causer un type d'infection plus grave. Parmi les symptômes d'une infection urinaire : une envie pressante d'uriner (alors que, souvent, seulement quelques gouttes viennent), une sensation de brûlure quand l'on urine, une urine trouble ou qui contient du sang et qui a une forte odeur (en particulier une odeur d'ammoniaque.) »

Voilà qui est à retenir si l'on veut rester en bonne santé.

E) Notre capital santé

« *On a beau avoir une santé de fer, on finit toujours par rouiller* » disait Jacques Prévert.

À la naissance nous disposons chacun de notre propre capital santé que nous devrons apprendre à gérer.

Il faut savoir se ménager du bien-être, pour préserver notre capital santé. Le rire est certainement le meilleur des médicaments (disponible et gratuit) contre la grisaille ambiante. Il y a longtemps que nous avons opté, en ce qui nous concerne, pour « *le rire médecin,* » le farniente et une vie « *carpe diem* »* ; nous vivons juste le moment présent afin de nous guérir de cette stressante attitude qui envahit la planète. Quand on n'est pas mort de honte, on l'est de peur, alors que l'on devrait mourir de plaisir. Les vrais rastas des Caraïbes ne nous montrent-ils pas un chemin philosophique (oublions les clichés et les volutes pour la vraie philosophie rasta)[6] ?

Il n'est pas facile d'être bon vivant dans cet univers catastrophique où nous devons nous prendre la tête pour un rien, pour des publicités débiles, des feuilletons lassants, des navets cinématographiques, alors qu'un coin de ciel bleu

[6] N.B. : Savoir profiter du moment présent, savoir vivre pleinement chaque instant et ne pas trop penser aux jours à venir ou aux lendemains qui chantent (ou déchantent). Il n'y a aucune raison légitime d'être heureux ou malheureux au fil des évènements d'actualités qui ne nous concernent pas toujours directement, mais que l'on nous agite devant les yeux pour nous rendre sans doute plus dociles. La télé rend fou disait l'un de ses animateurs. On nous sert l'événementiel approprié à la conduite de nos esprits, une nouvelle forme de dictature de la pensée, une sorte de publicité très légèrement mensongère en y regardant de près. Le pire est que chaque pays se focalise sur ses propres lubies et donc s'inquiète plus particulièrement des fantômes qu'il se crée.

remonte tout autant le moral, qu'un bon bain chaud nous calme et qu'une toute petite sieste peut nous requinquer. « *Le sommeil nous fascine tous, car il nous concerne intimement. Il est impliqué dans des fonctions aussi diverses que la restauration des réserves énergétiques, la croissance, la mémoire, l'efficacité intellectuelle, l'humeur, la régulation du poids, l'équilibre cardiovasculaire et sans doute dans bien d'autres fonctions tout aussi fondamentales pour l'être humain. De ce fait, apprendre à le ménager est primordial afin de garder son efficacité et son équilibre physique ou psychique*. », Futura Santé.

On nous rend chaque jour un peu plus tristes, et notre vie est pleine de ces bonheurs factices auxquels nous font adhérer nos magazines de beauté. La santé pour une bonne part est (ne l'oublions pas) intellectuelle et morale à la fois.

La vie est une musique, une odeur (un parfum), un goût, dans une ambiance colorée, qui sied à chacun. La bonne humeur est une noix de bonheur (noix et donc sérotonine, pour mettre un peu de repos dans les angoisses du quotidien). L'eau de la baignade est également un outil thérapeutique non négligeable (cure thermale ou vacances à la mer).

Sea, sex and sun, amical salut au poète torturé que fut notre fantasque chanteur Serge Gainsbourg, qui trouva finalement son salut dans l'alcool plutôt que dans la peinture. Puis souvenir de notre trépident et bégayant amuseur Darry Cowl qui, du jeu de scène à ceux du tapis vert et jusqu'au tabac qui lui fut fatal, épuisa trop tôt tout son capital vie. Desproges qui ironisera sur son cancer. Enfin, nos célèbres chanteurs et musiciens ayant trop abusé de leur belle héroïne. Notre libre arbitre ne choisit pas toujours ce qui est bon pour notre santé. Évitons la surconsommation des médicaments, et plus particulièrement, des laxatifs et des anti-inflammatoires.

En rappel : *« Six facteurs de risque modifiables, le tabac, l'abus d'alcool, un apport trop élevé de sel, l'hypertension artérielle, la glycémie et l'obésité sont responsables des quatre maladies chroniques les plus meurtrières, les maladies cardiovasculaires, les maladies respiratoires chroniques, les cancers et le diabète. Des maladies qui pourraient dans les 15 prochaines années entraîner près de 40 millions de décès. Adopter un mode de vie sain, en évitant ces facteurs, est à la portée de chacun. Repérer et éduquer le patient est à la portée de chaque infirmière et chaque médecin.... »* Santélog le 17 juin 2014.

Nous sommes tous différents, sexes, âges, conditions physiques, gênes, poids, croissance, alimentation et habitudes ; même nos maladies (anomalies métaboliques) nous différencient. Le métabolisme réagit différemment aux agressions environnementales ; le stress est fatidique pour les uns, la pollution pour les autres ; d'aucuns réagissent autrement, cette différence est peut-être aussi la richesse de l'humain dans sa diversité.

De plus l'hérédité et donc la génétique restent la cause de nombre de nos maux, mais pour une large partie nous restons responsables de notre état de santé. Et nous devons en prendre conscience ; il en va aussi de notre propre responsabilité ; les facteurs à risque viennent de nos excès :

- Tabagique ;
- Alcoolique ;
- Pondéral, etc.

Nos facteurs de santé sont (entre autres) effectivement liés à la perte de nos mauvaises habitudes alimentaires, avec des repas pris à heures régulières ; mais aussi et avant tout, il convient d'arrêter de fumer, de ne pas boire d'alcool (plutôt de l'eau plate fraîche), de marcher suffisamment dans la journée. Les bénéfices que procure une activité physique régulière et néanmoins modérée se manifestent par une

amélioration du bien-être, une réduction de l'incidence des maladies cardiovasculaires et un allongement de l'espérance de vie, précise l'AIRG.
Un corps et un esprit sains éloignent la maladie ; nos défenses immunitaires feront le reste.

Nous ne devrons jamais oublier les bienfaits de l'activité physique qui stimule la sécrétion des neurotransmetteurs chimiques. La marche est un médicament naturel qui donne « *la pêche* » (30 mn de marche ou d'exercice physique par jour, c'est plein d'endorphines qui nous mettront de bonne humeur). Cette vie active nous changera les idées et permettra à certains une déconnexion avec la maladie. Il ne s'agit pas de s'épuiser, mais de s'entretenir en profitant quand cela est possible du soleil, du bon air et de leurs effets relaxants. Retrouver le calme et la sérénité permettent de mieux lutter contre nos maux, ceux du corps et ceux de l'âme. Luttons avec les moyens qui sont les nôtres. Ne pouvant changer le monde et ses turpitudes, tentons de préserver ; notre pré carré et notre espace santé, si minime soit-il. Nous sommes responsables de nous-mêmes ; respectons-nous.

L'angoisse et le stress se révèlent être des facteurs aggravants de toutes les affections de l'organisme. Combattre le stress est positif lorsque l'on connaît l'influence des facteurs psychologiques sur notre santé. Vraiment, il faut réapprendre à s'aimer, se dorloter, se parfumer, se baigner et se purifier.

Il faut être bien dans sa tête et dans son corps, savoir profiter du soleil, parce qu'il favorise l'absorption du calcium et permet de pallier les carences en vitamine D tout simplement. En effet, sans vitamine D, l'os devient plus fragile, affectant ainsi les personnes âgées et les nourrissons. Tirons nos vitamines de la nature et non de la pharmacie.

Une alimentation saine et agréable repose non seulement sur la qualité des produits consommés et leur métabolisme, mais aussi sur leur préparation et sur tout ce qui touche directement nos sens (vue, goût, odorat) et parfait ainsi le plaisir de bien manger. Il faut savoir également que la santé de nos yeux est liée (aussi) à une bonne alimentation. Apprendre la cuisine et ce qui compose la bonne cuisine nous paraît être un très bon remède que le patient peut privilégier sans se tromper, s'il n'en n'abuse pas naturellement. Il faut abandonner le plus possible la cuisine industrielle, beaucoup trop salée, à composants chimiques délétères (édulcorants de synthèse notamment).

Il va nous falloir réapprendre à gérer notre vie, en éliminant l'inutile, le stressant, le laid, le harcèlement au travail… mais également en prenant soin de notre corps. Arrêtons de nous faire du mal. Être bien dans sa tête implique préalablement d'être bien dans son corps. Vous n'êtes pas responsable de ce monde hostile où l'air que nous respirons et la nourriture que nous mangeons recèlent de quoi nous rendre malades… c'est ainsi !

Bien sûr, il existe un poids idéal selon la taille ; par exemple un homme de 1,75 m de taille devrait peser idéalement 68,75 kg. Cela se calcule, il s'agit de l'IMC (indice de masse corporelle) ; on divise le poids (en kg, ici 80 kg) par le carré de la taille (en mètres, ici 1,70 m) ; pour notre exemple : *80 kg* : 1,70 m x1,70 m = 27,6. « *Et, oui, il devra faire attention ce monsieur, parce qu'il est un peu trop gros…* »

En fait il s'agit de diviser son poids par le carré de sa taille (ce qui donne un résultat en kg/m^2). L'OMS considère qu'il y a un surpoids chez l'adulte quand l'IMC est égale ou supérieur à 25, et obésité si cet indice est égal ou supérieur à 30.

IMC entre :	Degré d'obésité
18,5 et 24,9	Normal (non obèse)
25 et 30	Presque obèse (surpoids)
> 30	Confirmation d'obésité
> 40	Obèse en danger

Il y a des gènes (environ 200) pour l'obésité, mais cela n'explique pas les 17 millions de Français en surpoids. Il faut consulter une nutritionniste ou une diététicienne pour retrouver un corps sain, corriger vite une obésité naissante en mangeant plus équilibré (repas moins riches et activités physiques régulières), tout en évitant les régimes sévères (de tout, mais seulement un peu).

Nous avons relevé sur Santé log.com du 3 août 2009 que :
« La quantité de graisse qui est un déterminant essentiel de l'apport énergétique doit être équilibré avec les dépenses d'énergie de chacun. La qualité des matières grasses dans l'alimentation est également importante pour la croissance et le développement ; elle a un impact direct sur le taux de cholestérol et le développement de troubles cardiovasculaires ou d'AVC.
La consommation et la qualité des matières grasses dans l'alimentation doivent donc être adaptées à chaque période de la vie. Les experts réunis considèrent qu'à partir de 2 ans les graisses peuvent apporter 30 à 35 % des apports énergétiques quotidiens, mais les graisses saturées et les graisses transformées ne devraient pas représenter respectivement plus de 10 % et 1 % des apports énergétiques quotidiens (on trouve les graisses saturées dans les produits laitiers, dans la charcuterie (graisses animales), l'huile de palme, les gâteaux, pâtisseries, frites).
Certains fabricants de produits alimentaires ont déjà réduit la teneur en graisses saturées et en graisses transformées dans les produits alimentaires mais les experts soulignent que des efforts pour réduire encore sont nécessaires. »

Deux ennemis : le sucre et le sel. En excès, ils nous tuent hélas !

Une consommation excessive de sucre peut être responsable de surpoids et de diverses pathologies. De plus, selon les résultats d'une étude récente publiée dans le JAMA, il semblerait que trop de sucres ajoutés augmentent le LDL-cholestérol (le mauvais cholestérol), les triglycérides et diminuent le HDL-cholestérol (le bon cholestérol).

Il faut éliminer le sel par voie digestive au lieu de le filtrer par les reins : L'idée n'est surtout pas de manger des aliments salés en excès et de compenser par un médicament. Notre molécule s'adresse aux personnes dont les reins ne peuvent pas supporter une consommation de sel normale, pour leur éviter le régime sans sel, particulièrement difficile à supporter au quotidien.

Lorsque du sel est absorbé par l'alimentation, il passe dans la circulation sanguine sous forme de chlorure de sodium au niveau de la muqueuse de l'intestin. L'une des portes d'entrée du chlorure de sodium dans la circulation sanguine est un transporteur appelé NHE3.

Quelques changements alimentaires simples peuvent permettre d'obtenir un meilleur équilibre comme le passage aux produits laitiers à faible teneur en matières grasses, le remplacement des viandes grasses par des viandes maigres et du poisson, et l'utilisation de graisses végétales plutôt que de graisses animales saturées dans les préparations et les produits alimentaires. Il faut bannir les restaurants qui ne proposent que des frites, en ignorant nos autres légumes et l'éventail riche de nos fruits. Ces petits changements peuvent déjà contribuer de façon significative à réduire le risque de maladies chroniques et plus particulièrement cardio-vasculaires.

Une équipe de recherche du Royaume-Uni vient de découvrir que nous pouvons prolonger notre espérance de vie en ingérant moins de calories chaque jour. Les résultats de cette étude, publiés dans la revue *Science*, montrent qu'une restriction calorique se traduit non seulement par une prolongation de la durée de vie, mais également par une meilleure santé, car cela nous permet d'éviter un grand nombre de maladies associées à l'âge.

Nos amis canadiens font le grand ménage de printemps :
« Enfin le printemps est arrivé ! Il est temps de rafraîchir la maison, d'ouvrir les fenêtres pour laisser entrer l'air pur. Le corps aussi a besoin d'un petit coup de main pour évacuer les surplus de déchets accumulés et ainsi faire peau neuve. Il existe bien des façons de faire le ménage. Certains nous proposent des cures de désintoxication, des cures de jus de fruits, d'autres nous suggèrent des jeûnes ; certaines compagnies de produits naturels se spécialisent dans ce domaine. Attention, si vous prenez des médicaments, n'entreprenez pas ce genre de cure sans l'avis de votre médecin ! Pour ma part, j'aimerais seulement attirer votre attention sur certains aliments qui pourraient appuyer les organes d'excrétion. Les toxines sont évacuées par les cinq émonctoires que sont : le foie, les reins, les poumons, la peau et les intestins. Ils sont « les portes de sortie des indésirables ! ». Plusieurs aliments sont dit dépuratifs ; ils aident à épurer le sang et facilitent l'élimination des déchets entre autres par les intestins. »

Le régime idéal est très certainement, tout à la fois : crétois-japonais-français (plus précisément du Sud-Ouest périgourdin en terme de longévité s'entend). Pour aller plus loin on peut consulter : www.mangerbouger.fr et www.inpes.sante.fr. Lire également *Le guide Nutrition et santé* Vidal Larousse (paru en décembre 2005).

N.B. : « *Que ta nourriture soit ton premier médicament* », disait Hippocrate, père de la médecine moderne. Cette phrase n'a pas pris une ride. Molière disait : « *Presque tous les hommes meurent de leurs remèdes et non pas de leurs maladies.* »

« *Il y a les aliments « tue-l'amour ». Tout ce qui attaque ou abîme les reins est à proscrire : les excès de sel et de protéines, les excès de sucre qui affaiblissent la rate et bien entendu tout ce qui pompe de l'énergie : adieu sucres rapides, plats industriels, alcool, café, cigarettes, bonjour céleri, poireaux et artichauts. Oubliez la junk food.* » Archives-lepost.huffingtonpost.fr 2010. Voilà qui est dit.

Le sport est-il forcément bon pour prévenir les maladies ? Une activité physique adaptée est profitable à la santé et une marche rapide quotidienne de 30 minutes permet de renforcer le cœur. Mais la méconnaissance de son rythme cardiaque et de son temps de récupération peut être à l'origine d'accidents cardiaques. Chacun doit donc aller à son rythme dans la pratique de la marche rapide.

Petite synthèse spécifique pour protéger nos reins :
Les reins font partie des organes vitaux. Ils permettent l'élimination des déchets et donc la purification de tout notre organisme. Ils contribuent également à la production de certaines hormones et à l'équilibre des minéraux. Il est donc indispensable de prendre soin de ces organes si précieux pour vivre normalement, et même si on ne nous le dit pas suffisamment et à temps, avant d'être reconnu malade insuffisant rénal.

Nos organes sont reliés et fonctionnent en harmonie, cœur, foie, rein, poumons, mais aussi nos glandes (thyroïde, surrénales, pancréas) et nos intestins (grêle…) ; chacune et chacun interagit de concert ; le chef d'orchestre semble être le cerveau (ou le métabolisme lui-même). Qu'importe, respectons et admirons leur travail pour notre bonne santé !

Les aliments à éviter

« L'insuffisance rénale est difficile à diagnostiquer précocement car elle est très insidieuse.

Elle évolue silencieusement durant des années, jusqu'à ce qu'elle se manifeste par une insuffisance rénale irréversible, d'où l'importance de se faire dépister (un simple test sanguin et/ou urinaire), et particulièrement les sujets à risque (diabétiques, hypertendus, au-delà de 60 ans, antécédent familial de maladie rénale génétique, traitements médicamenteux potentiellement toxiques pour les reins...).
Si actuellement il est déjà recommandé aux personnes atteintes d'une maladie rénale d'éviter le coca cola et les autres aliments riches en acide phosphorique comme la viande, il serait sans doute intéressant d'élargir ce conseil.

En attendant les résultats d'autres études sur ce sujet, les personnes à risque de maladie rénale doivent se méfier du coca cola et veiller à ne pas en consommer quotidiennement. Et de façon plus générale, tous ceux qui consomment du coca cola tous les jours devraient le signaler à leur médecin et discuter de la pertinence d'un dépistage de l'insuffisance rénale. »... Mis à jour par Isabelle Eustache le 07/08/2014.

On lit également que « *des études ont été réalisées sur la corrélation entre masse osseuse et consommation de sodas, sur leur rôle dans le surpoids et l'obésité, particulièrement chez les enfants, ainsi que sur un lien entre sodas « light » et diabète.* »

Nous ne cesserons de le rappeler : la consommation d'aliments trop salés est également contre-indiquée, le sel favorisant la survenue de l'hypertension, facteur de risque des maladies des reins. Vous devez donc limiter votre consommation de charcuteries, d'olives, de cornichons en conserve, d'amuse-gueule de biscottes, de plats surgelés, de soupes et de plats en conserve, etc. Eh oui cela restreint notre consommation ou pour le moins doit la modère.

Évitez les régimes hyperprotéinés car l'excès de protéines épuise les reins. Limitez la consommation d'aliments riches en oxalate tels que le cacao, le chocolat, les fruits secs, les asperges, les betteraves, les épinards et la rhubarbe. Évitez également le jus de pamplemousse et les limonades.

Dans *Ouest-France juillet 2014*, on peut lire : *« Une alimentation équilibrée avec un bon choix des aliments, qui prend en compte les différents groupes alimentaires, protège le cœur. Il faut proscrire au maximum la charcuterie, manger peu salé, ne jamais ajouter de sel, varier les huiles, limiter la consommation de sucre, d'alcool et de matières grasses, boire beaucoup d'eau. Bien se nourrir doit rester un plaisir, mais attention à la surcharge pondérale. Crises cardiaques et accidents vasculaires ne sont pas dus à la seule fatalité mais la résultante fulgurante de nombreuses années de laisser-aller, tant au point de vue nutritionnel que sportif.* »

Les aliments à privilégier

Vous devez boire suffisamment d'eau. L'idéal serait de répartir tout au long de la journée le litre et demi que vous devriez boire, et ce pour ne pas trop épuiser les reins. Privilégiez les eaux faiblement minéralisées.

Certains aliments ont un effet protecteur. Citons par exemple l'oignon qui est un excellent diurétique et protège efficacement les reins, les fruits et les légumes en général, car ils augmentent l'excrétion de citrate, inhibiteur de la cristallisation des sels dans les voies urinaires, le jus d'orange, le thé et le café et j'ajouterai le persil, ce petit diurétique sympa.

L'insuffisance rénale chronique (IRC) en soi augmente vos risques de contracter le diabète. Ce dernier est également la principale cause de l'insuffisance rénale. En fait environ 44 % des patients dialysés ont le diabète. Le 17 mars 2014 des chercheurs des États-Unis, du Canada, du Mexique et du Japon ont partagé des conclusions sur les avantages potentiels que les offres de sirop d'érable à améliorer les résultats du diabète ou la maladie empêchent tous ensemble.

En effet (traduction) : « *Oui, la recherche actuelle soutient l'idée que cocktail unique de sirop d'érable des ingrédients peut être bénéfique pour la santé. Le pur sirop d'érable provient directement de la sève de l'érable et ne provoque pas le même pic d'insuline que d'autres sucres. Cela peut être dû au fait que, contrairement au sucre raffiné, aucun produit chimique n'est utilisé dans la fabrication de sirop d'érable ; c'est un produit non transformé naturel. Le Dr Keiko Abe, de l'Université de Tokyo, a noté que plus de recherche est donc nécessaire. Nos résultats préliminaires suggèrent également que le sirop d'érable peut avoir un effet positif sur le syndrome métabolique [diabète de type II] et pourrait jouer un rôle dans la prévention de celui-ci.* »... http://www.kidneybuzz.com/

F) Réapprendre à se nourrir

On mange trop et mal ; le mauvais cholestérol nous guette. Un apport nutritionnel satisfaisant (quantitativement et qualitativement) est souhaitable depuis la petite enfance où l'on acquiert ses comportements (les bons comme les mauvais).

Bien que nous nous soyons beaucoup améliorés, nombre d'entre nous privilégient (ou ont privilégié) « *l'excès* », de graisse et de sel, pour une nourriture trop copieuse. Si on y ajoute la sédentarité de nombreux emplois et quelques formes d'hérédités (ou de causes génétiques, voir un déficit d'hormones thyroïdiennes) on finit par conjuguer : obésité, diabète, hypertension et cholestérol, quand on n'y ajoute pas quelques excès dus au tabac ou à l'alcool.
Alors qu'il nous faudrait privilégier (sans modération) les fruits, les légumes, les poissons, mais d'évidence nous préférons les chips, les frites, le fast-food...

Aussi les dégâts collatéraux finissent-ils par avoir une cible précise :
- cholestérol (dans les tissus et dans le sang) 2g/l (HDL : 0.45 g/l et LDL : 1.3g/l) ;
- triglycérides (réserves énergétiques) 2g/l (dans tous les cas moins de 1,8 g/l sinon hypertriglycéridémie) ;
- glycémie (0.70 à 1.1g/l) en hausse.

La malbouffe nommée parfois « macdonaldisation » nous a gagnés comme aux États-Unis, pays du soda. Il nous faut impérativement diminuer les graisses, augmenter les aliments riches en amidon et en fibres. Privilégions les sucres lents. Trop de sel, de viande et donc de graisses animales, pas assez de céréales et de légumes secs. Eradiquer les excès de cholestérol est une assurance de longévité pour le cœur et les artères. Un Français sur quatre est concerné par un excès de cholestérol.

On dépiste l'excès de cholestérol par une simple prise de sang ; idéalement il nous faudrait dans l'alimentation ingérer 300 à 600 mg de cholestérol par jour, composé de 15 % de protides, 55 % de glucides et 30 % de lipides (900 mg /jour sont synthétisés par le foie, les lipoprotéines). Nous ne pouvons vivre une calculette à la main, nous qui ne sommes pas mathématiciens.

Alors il ne nous reste qu'à nous soigner pour l'hypercholestérolémie (plus de 2,5 g/l, souvent due à l'hérédité familiale, dans les gènes) et à prendre des médicaments :

- Coletyramine ;
- Anticoagulants (prévenir et traiter les thromboses) ;
- Ozetimil ;
- Résines.

Mais surtout les statines (prises par près de 3,5 millions de Français) ou les fibrates (alternative aux statines), nous disent certains.

Bien sûr il y a un âge ou le traitement est plus rare (après 70 ans) mais pour les plus jeunes il serait judicieux de privilégier la marche, la natation, le vélo et une nourriture moins abondante et moins grasse (attention aux abats), sinon les risques d'athérosclérose ou d'infarctus du myocarde se feront jour. Alors mieux vaut s'en tenir à un régime adapté, riche en fruits et légumes. On peut le dire faut-il encore le faire ? Quand les habitudes sont ancrées, le challenge est devenu insurmontable et la maladie irrémédiable. Rappelons que l'ennemi numéro 1 de la santé demeure le tabagisme, suivi de très près par la malbouffe et la sédentarisation. Selon l'OMS, adopter de saines habitudes de vie pourrait prévenir jusqu'à 90 % le diabète de type 2, 82 % les maladies cardiaques, 70 % le cancer et 70 % les accidents cérébrovasculaires.

Lire *Le cholestérol : c'est fini* chez Delville santé (200 pages, 17,90 euros) et *Le guide nutrition et santé* Vidal, (480 pages,

24 euros). Lire encore *Excès de poids et obésité* du Docteur Alain Scheirmann aux Éditions in press (2003). Il y a obésité techniquement, si le tour de taille ≥ 102 cm chez l'homme et ≥ 88 cm chez la femme.

Pour aller plus loin sur Internet, visiter le site du Comité français d'éducation pour la santé :
Consulter également sur Internet :
http://www.obesite.com et www.dietétique.com.fr
Sur ce site il est précisé : « *La proportion des personnes en surpoids ou obèses a progressé de 36,7 % à 41,6 % entre 1997 et 2003, soit une augmentation de 13 %. Sur la même période, les Français ont grossi de 1,7 kg et l'obésité massive (ou dite morbide) a doublé.* »

L'obésité et le surpoids, qui touchent plus de 20 millions de Français, doivent être considérés comme des problèmes de société à traiter au même titre que des fléaux comme le cancer, estiment les spécialistes.

Quotimed.com rapportait en 2010 que l'alimentation discount nuit à la santé : *« Une étude réalisée par l'ASEF (Association santé environnement France) montre que l'alimentation a un effet direct sur la santé. Pendant 15 jours, les urines de trois personnes ont été analysées afin de mesurer les modifications suscitées par le passage d'une « alimentation classique » à base de plats milieu de gamme faits à la maison à une « alimentation discount », constituée de plats tout préparés et de produits bas de gamme ».*

En bref, voilà quelques bons produits à ne pas oublier :

- Du bon pain (farine de qualité et cuisson soignée, four traditionnel au bois) ;
- De l'huile d'olive (la plus pure) ;
- Du miel (à la place du sucre, mais en faible quantité) ;

- Un verre de vin (traditions thérapeutiques anciennes françaises, médicament efficace lorsque sans abus) ;
- Du persil (un diurétique), de l'ail, des oignons, des condiments, en très faible quantité (mais pour ce qu'ils complémentent), et vive les épices ;
- Du poisson frais pour les acides gras insaturés (Oméga3) et de la viande de qualité en alternance et à bonne dose.

Sans oublier l'eau potable fraîche, ce médicament le plus naturel pour l'organisme[7].

Mais attention, ne jamais oublier que l'automédication comporte de vrais risques en cas d'insuffisance rénale non perçue ! Soyez vigilant, le pharmacien est parfois un faux ami (notamment lorsque vous voudrez prendre des médicaments sans en parler préalablement à votre médecin traitant).

À ce sujet voir éventuellement la vidéo en forme d'alerte de Gwen Olsen, écrivain, conférencier et consultant en santé naturelle : « *C'est comme ça que ça s'passe chez Big pharma !* » sur Zejournal.

Il nous faut être vigilant sur ce qui nous environne en analysant le positif et en rejetant le négatif. L'art de vivre au 21e siècle est un challenge où l'on a pris conscience des enjeux tant collectifs qu'individuels de nos modes de vie et des interactions possibles sur notre santé compte tenu des

---

[7] N.B. : Quotimed, mars 2009 précise ceci : *« Des chercheurs italiens se sont penchés sur une de leurs productions locales de renommée, l'huile d'olive extra-vierge. Ils se sont tout particulièrement intéressés à l'évolution de ses antioxydants avec le temps. À partir de son embouteillage, elle en conserve bien la totalité au cours des trois premiers mois, mais, mauvaise surprise, à six mois, elle en a perdu environ 40 %. Ce malgré l'analyse d'échantillons de diverses provenances et d'une conservation dans l'obscurité. Antonella Baiano et coll. (Foggia) conseillent donc aux utilisateurs d'acheter l'huile d'olive extra-vierge en petits conditionnements et de la conserver dans le noir à une température de 20 à 25° C. »*

progrès industriels, notamment agroalimentaire. La science avance, mais nous devons de plus en plus nous responsabiliser, nous autonomiser, comprendre et évaluer nos prises de risques.

N'oublions pas que les accidents de la vie, dans la maison, le jardin, le garage ou à l'extérieur, sur le trottoir, à l'école, en faisant du sport, pendant nos loisirs ou nos congés, causent tous les ans plus de 4,5 millions de blessures et près de 20 000 décès, soit 4,5 fois plus que les accidents de la route.

Relativisons donc parce que souvent juste un petit effort répété d'hygiène de vie (donc constant) serait une très bonne assurance et une bonne mutuelle de santé gracieuse, que nous pouvons nous offrir avec le fruit de très petits efforts. Moins de sel ou moins de tabac, ou moins de… Songez-y, votre bonne santé en dépend !

Franchement, il n'y a que vous qui pouvez-vous éviter d'être malade et on ne vous le dira jamais assez !

2. Le métabolisme humain et le rein

Pour mieux comprendre l'ingéniosité du métabolisme humain, quelques explications sont nécessaires. D'abord chapeau au maître à bord en quelque sorte qu'est le cerveau, avec son réseau de neurones plus puissant que plusieurs réseaux Web internationaux réunis ! Il instruit les demandes faites par nos sens, nos organes, nos glandes. Notre « *cerveau – QG et PC* » est doué d'une belle intelligence ; c'est une machine qui via les liaisons nerveuses commande à notre corps d'exécuter des tâches. Mais nous ne pouvons aborder toute cette mécanique interne ici ; alors nous ne survolerons que ce qui est essentiel au sujet que nous essayons tant bien que mal de développer dans cet ouvrage : la santé rénale.

Cette leçon de science de la vie, nous tenterons de la partager ; elle mérite votre indulgence, compte tenu de l'inculture profane de l'auteur, rédacteur et malade lui-même. Modestement, nous allons essayer d'entrebâiller pour vous (et pour nous) une porte de service de la médecine.

A) Le corps humain

Pour faire bref, lorsque l'on consulte un atlas du corps humain, on passe successivement en revue : le squelette, la force motrice musculaire, le câblage nerveux, le cerveau, la moelle épinière et les systèmes. Ce serait un peu trop long d'entrer dans les détails ; alors sélectionnons nos propos.

Le cœur comme le cerveau, également les poumons, l'estomac, le foie, les reins, sont autant d'organes indispensables dont on peut envisager une classification, notamment si l'on considère les organes en double qui permettent de vivre avec un seul des deux, tels que le rein. Mais l'organe essentiel est le cerveau naturellement, le plus complet et le plus irremplaçable. Les reins, le foie, l'intestin sont eux des filtres.

Notre corps est une usine extrêmement perfectionnée. Il ingère, fait du tri, recycle, élimine ses déchets par la peau, les poumons, le foie, les reins et les intestins. Le corps humain est constitué de milliards de cellules, des éléments fondamentaux pour notre organisme. Les cellules de la même nature s'associent et forment un tissu. La nature des cellules impliquera donc des tissus différents. L'association de plusieurs tissus forme l'organe qui avec d'autres organes, assure le fonctionnement d'un appareil ou système.

N.B. : « *Chaque trouble provient de la lésion d'un organe* » disait Galien, au début de l'ère chrétienne vers l'an 160.
C'est donc la réunion de ces différents appareils et systèmes, qui constituera le corps humain.
Celui-ci est donc un ensemble intégré de systèmes organiques aux fonctions interconnectées et interdépendantes qui coexistent en équilibre avec le milieu extérieur en lui permettant de s'adapter sans cesse aux variations rencontrés. Il s'adapte à son environnement mieux que nous : « *il fait avec* ».

Plus de 500 espèces de bactéries cohabitent dans notre système digestif. Au total, nous vivons avec environ 100.000 milliards de cellules bactériennes, soit dix fois plus que de cellules humaines. Loin d'être nocifs, ces microbes nous sont bénéfiques sur plus d'un point. Ils pratiquent notamment l'échange de gènes voyageurs. © *Pacific Northwest National Laboratory*, Flickr, cc by nc sa 2.0

Voyons ces systèmes. Il y en a sept :

- Cardiovasculaire (adaptation, oxygène et déchets),
- Nerveux (créativité, surveillance et entretien des autres systèmes),
- Endocrinien (hormones et glandes),
- Immunitaire (nos défenses contre les envahisseurs extérieurs),
- Respiratoire (oxygène vitale, échanges gazeux),
- génital (le seul que l'on peut ôter sans mettre en jeu le pronostic vital),
- Urinaire (circulation sanguine, tension artérielle, production d'hormones, cycles organiques du sommeil et de l'éveil).

Nos cinq sens nous indiquent beaucoup de choses, mais que connaît-on réellement de la vie en nous, de nos cellules, de leur noyau, de l'ADN de nos chromosomes et de nos gènes ; et surtout des mitochondries, de si utiles centrales énergétiques pour nos cellules[8].

Nos cellules traitent en fonctions vitales les informations génétiques contenues dans notre ADN (l'ADN contient les gènes nécessaires au fonctionnement des cellules), lui-même se trouvant dans le noyau cellulaire situé au centre de chacune de nos cellules. L'intérieur de la cellule contient un liquide ainsi que de nombreux organites, le tout formant le cytoplasme, qui est formé de 75 % d'eau. Chaque cellule est une micro-usine de transformation dotée d'une centrale thermique brûlant ses propres déchets et produisant de l'énergie. Le noyau en est le QG où se trouve la centrale de décision. Un logiciel (programme) interne contenu dans les brins en hélice d'ADN renseigne la centrale sur le travail à effectuer. Tout dérèglement de ce système va induire des

---

[8] NB : Les mitochondries sont les usines des cellules : elles nous fournissent l'énergie indispensable à la vie. Les défauts pouvant apparaître dans ces mitochondries sont à l'origine de différentes pathologies humaines comme les maladies neurodégénératives.

problèmes de fonctionnement dans le reste de l'organisme. Les virus le savent et tels des terroristes ne s'attaquent qu'aux centres décisionnels. Nos propres systèmes de défenses veillent 24 h/24 de manière incessante et interagissent d'eux-mêmes.

La conception d'un tel système naturel, apparemment fruit de notre évolution, relève de compétences qu'encore aujourd'hui les scientifiques mettent au service de ces mécanismes complexes, au point qu'ils ne peuvent totalement échapper à la question « *Et Dieu dans tout ça... ?* ». Les théories sur l'évolution des espèces vivantes de Darwin en vacilleront-elles un jour ?

« Toute cellule de notre corps, pour vivre et se développer, doit pouvoir puiser dans le milieu naturel où elle évolue (la lymphe du sang) les matériaux nécessaires à son entretien. Cette première phase de l'assimilation est immédiatement suivie d'une seconde, où la cellule, par son activité, brûle ses réserves alimentaires pour pouvoir fonctionner. Il se produit alors des déchets, poisons ou toxines, qui doivent être expulsés au plus tôt, emportés par la circulation sanguine, détruits et neutralisés, puis éliminés de l'organisme par les émonctoires naturels que sont le foie, les intestins, les reins, les poumons et la peau. Si, pour une raison quelconque, ces organes sont défaillants, ou surmenés, il y a rétention de toxines, et risque de déchéance des cellules, dont le fonctionnement est entravé et la voie est toute balisée pour l'installation de pathologies diverses. » Sur Alpha2info.

Peut-être fonctionnons-nous comme nos ordinateurs et sommes-nous déjà des robots programmés.

Les cellules souches

En rappel préliminaire : les cellules entrent dans la composition des tissus (rassemblement de cellules) eux-mêmes rassemblés en organes (reins, foie, système nerveux central, etc.).

Chaque tissu et chaque organe du corps humain se composent de cellules distinctes. Les cellules de la peau, par exemple, sont différentes de celles du cœur. Il est donc impossible de transférer une cellule d'un tissu ou d'un organe à un autre. Une cellule est faite pour se diviser et se répliquer ; si elle ne se divise plus elle meurt.

Cependant, toutes les cellules ont une chose en commun : elles proviennent toutes d'une source cellulaire unique. Au début du développement de l'organisme, ces cellules peuvent devenir n'importe quel type de tissu ou d'organe, c'est-à-dire qu'elles ne sont pas encore spécialisées. Ces cellules d'origine s'appellent « *cellules souches* ».

Les cellules souches ont deux caractéristiques importantes qui les différencient des autres types de cellules. Tout d'abord, comme nous l'avons indiqué précédemment, aucune cellule n'est pas spécialisée et elle se renouvelle pendant de longues périodes par division cellulaire. Ensuite, lorsqu'elle reçoit des signaux biochimiques, elle peut se différencier (voir plus loin). Cela signifie qu'elle peut se diviser et devenir une cellule qui a des fonctions spéciales, comme la cellule respiratoires des muscles cardiaques ou la cellule du pancréas qui produit de l'insuline.

La gestation du bébé dans le ventre de sa maman explique les développements successifs, cellule par cellule, des fonctions vitales à partir d'un embryon.

Les cellules souches pluripotentes induites, ou cellules iPS (une nouvelle source de cellules souches mettant fin au problème éthique), ont été découvertes en 2007 par le professeur Shinya Yamanaka de l'Université de Kyoto. Ces cellules, par leur capacité à se différencier en la plupart des tissus de l'organisme, attisent l'intérêt des chercheurs du monde entier.

Demain peut-être nous saurons nous régénérer (voire imprimer nos organes).

Nos gènes en héritage

Nous disposons pour vivre de notre capital génétique. Il est différent pour chacun ; selon que l'on est plus ou moins chanceux à la naissance, on bénéficie d'un bon héritage génétique, et on devra faire avec. On peut le conforter où l'éroder plus vite qu'il ne le faudrait. Notre hygiène de vie et notre alimentation peuvent beaucoup nous y aider.

Bien qu'environ 99,9 % de la séquence de l'ADN soient les mêmes chez tous les humains, la fraction de la séquence qui varie est importante à connaître car elle détermine, entre autres choses, les différences entre les individus en terme de maladie, Jean-François Bouvet.

Par exemple, les gènes ne sont responsables que d'une petite proportion des cancers du sein, si bien que le mode de vie demeure le principal facteur qui influence l'apparition de la maladie, vient d'affirmer une équipe internationale de chercheurs.

L'homme et la femme assembleront leurs 46 x 2 = 92 chromosomes. Mais la nature tirera au sort seulement 23 chromosomes de chacun d'eux, dont héritera leur progéniture. C'est dire qu'il est impossible de nous ressembler, même entre frère et sœur puisque nous ne recevons qu'une partie des chromosomes de notre père et de notre mère et en plus pas du tout les mêmes. Nous avons chacun au moins 23 x 23 raisons d'être différents.

Ainsi, le spermatozoïde humain contient notre avenir génétique, disposant de 23 paires de chromosomes, dont 22 sont communs aux deux sexes, la 23e étant une paire différente chez la femme et l'homme. C'est elle qui détermine notre sexe : XX pour une fille et XY pour le garçon.

Ainsi les cellules humaines reçoivent 46 chromosomes qui sont issus d'une molécule ADN (acide désoxyribonucléique) et il nous faudra faire avec ce capital génétique.

Il suffit d'une goutte de sang pour étudier notre génome et déterminer une soixantaine de gènes (ainsi pourra-t-on bientôt évaluer nos risques concernant la maladie).
Les gènes (70 000 environ) sont situés sur les chromosomes ; ils gèrent la fabrication d'une protéine.
Il existe des marqueurs à la surface de nos tissus ; ce sont les antigènes du groupe HLA (en fait notre code d'identité, notre typage HLA) :
- A ;
- B ;
- C ;
- Do ;
- Dr ;
- Dq ;
- Oq ;
- Et Op.

Il en est ainsi des HLA - Dr3 /Dr4, facteurs de risques de diabète de type 1, tandis que le DR2 est un facteur de protection.

Le risque d'apparition de maladies multifonctionnelles peut alors être établi par le médecin généticien, qui conseillera le comportement adapté. La mutation d'un gène conditionne les maladies héréditaires qui, si elles ne sont pas forcément handicapantes, sont néanmoins très nombreuses. Demain nous aurons recours très certainement à la modification des données de notre empreinte génétique.

Les antigènes créent des anticorps, qui sont en fait des bombes à tête chercheuse du système immunitaire. Quand des antigènes détectent la présence d'un antigène étranger dans notre organisme, ils produisent immédiatement des anticorps (anti-autre groupe sanguin) pour combattre cette intrusion.[9]

Les principaux facteurs d'immunologie en transplantation :

- groupes sanguins ABO ;
- groupes HLA AB et DR ;
- anticorps anti-HLA.

Pour la greffe rénale, dont nous parlerons plus tard, nous nous intéressons à deux antigènes :

- de type A ;
- de type B ;
- de type Dr.

---

[9] N.B. : *Le système immunitaire est probablement notre meilleur allié contre la maladie. En quelque sorte, on peut l'imaginer comme notre force de guérison. C'est lui qui assure la lutte contre les infections courantes en saison froide, comme le rhume et la grippe, mais aussi les longs combats contre le cancer. Ainsi, santé et immunité sont intimement liées : prendre soin de sa santé permet d'améliorer son immunité, et vice-versa. Avoir un système immunitaire sain est non seulement un gage de santé, mais aussi de vie ! Sans système immunitaire, une banale éraflure deviendrait fatale puisque l'éraflure expose nos tissus à une foule de microbes étrangers présents dans l'air et sur la peau. On peut renforcer son système immunitaire grâce à un régime alimentaire sain, à la pratique régulière d'activités physiques et à des périodes de repos suffisantes.*

Aussi, les ressemblances HLA sont recherchées entre donneur et receveur d'organe. De plus les anticorps anti-HLA rendront plus difficile l'obtention d'un greffon. Voilà qui rendra difficile, en cas de maladie, le recours à une greffe salvatrice.

Nombre d'entre nous ont des maladies qui ne dégénèrent pas. Mais de ce fait il reste prudent de ne pas se livrer à de l'automédication capable de faire ressurgir les déficiences éventuelles de notre métabolisme. La néphrotoxicité de certains médicaments mis sur le marché peut avoir pour cause de détruire progressivement notre fonction rénale. Soyons extrêmement méfiants concernant ces consommations de confort, avant qu'il ne soit trop tard pour nos reins.

Notre problème est d'être continuellement en contact avec l'extérieur par ces portes d'entrées que sont : les orifices ouverts de la face et les pores de notre peau par lesquels s'insinue l'air extérieur (poussières, aérosols, poils), lui-même colonisé par des bactéries, des virus, des germes et des molécules nocives. Heureusement nos agents de défense du système immunitaire, dont la nature nous a (plus ou moins fortement) dotés dès la naissance, sont aux aguets. Aux diverses infections notre corps réagit, la fièvre et/ou les réactions inflammatoires nous préviennent de la présence de ces corpuscules étrangers. Le virus est intelligent et rusé ; nos réactions immunitaires adaptées (anticorps) ou aidées par les médicaments entrent dans une lutte intracellulaire forte et complexe. Il en est parfois de même pour notre système endocrinien.

Le système immunitaire intestinal, lui, représente environ 70 % du système immunitaire chez l'être humain. Il contient une grande quantité de lymphocytes et sécrète quotidiennement plusieurs grammes d'immunoglobuline A, anticorps dont la fonction est de protéger les muqueuses contre l'infection et la colonisation par des agents pathogènes.

À la naissance nous avons été dotés d'un capital génétique qui ne cesse d'évoluer et, quoique bien armés pour combattre l'adversaire, il faut constater que nous lui inventons parfois nous aussi de nouvelles agressions, auxquelles notre organisme tarde à faire face.

Par conséquent conservons nos défenses inflammatoires, endocriniennes et nerveuses. Le microbe sans un terrain propice ne ferait pas grand-chose. Évitons par tous les moyens d'être immunodéprimés et stressés, ce qui nous rend perméables aux agressions extérieures. Alors mangeons sain et sans excès, bougeons et dormons bien, évitons le stress et les excès de toutes sortes (tabac, alcool…).

Si génétiquement nos parents nous ont doté d'un corps sain, conservons-le, soyons en responsables !
Un stress oxydant caché et disséminé autour de nous nous fait vieillir inexorablement et un peu plus chaque jour. Nous reparlerons de ces facteurs de risque (chers au Professeur Luc Montagnier prix Nobel de médecine 2008), qu'il nous faudra un jour éradiquer. Une médecine axée sur le développement de nos défenses immunitaires devrait aboutir à une meilleure prévention des maladies chroniques.

Inspiration *Les Combats de la vie (Mieux que guérir, prévenir)* Luc Montagnier, Livre de poche, janvier 2009 (6,50€).

B) Le sang

Le sang, liquide circulant dans les artères et les veines de l'organisme, irrigue tous les tissus de l'organisme ; il est propulsé par les battements du cœur et apporte l'oxygène et les nutriments nécessaires au métabolisme. Il recueille les déchets et le gaz carbonique qu'il transport jusqu'aux organes d'élimination (reins, poumons, foie). Il régule la température corporelle en modulant la circulation, transporte les hormones vers les tissus, envoie des anticorps pour lutter contre les maladies et contient des facteurs de coagulation. En effet, les plaquettes aident le sang à coaguler.

Le sang, qui représente 8 % de notre poids corporel, se déplace en circuit fermé dans notre vaste réseau d'artères et de veines. Il irrigue ainsi tous les tissus du corps, les alimente en oxygène et en substances nutritives et les débarrasse de leurs déchets. Il se compose de cellules et de fragments cellulaires flottant dans un liquide aqueux, le plasma. Les cellules sanguines sont de deux types : les globules rouges (érythrocytes) et les globules blancs (leucocytes). Enfin, les plaquettes ne sont pas de véritables cellules mais des fragments de cellules géantes. Globules blancs, globules rouges et plaquettes proviennent tous d'un même type de cellules, les hémocytoblastes, produits par la moelle osseuse rouge.

Le plasma est un fluide jaunâtre constitué à 90 % d'eau dans lequel circulent les globules et les plaquettes sanguines. Il contient presque tout ce que le corps utilise et produit : des substances nutritives provenant de la digestion des aliments, des minéraux, des protéines, des hormones, des anticorps et des déchets. Il assure notamment le transport des éléments nutritifs et des hormones vers les cellules, ainsi que la répartition de la chaleur dans le corps.

Les globules rouges, aussi appelés érythrocytes ou hématies, sont de petites cellules minces aplaties sur la face concave. Ils représentent 45 % du volume total du sang. Outre une grande quantité d'eau, ils contiennent des éléments minéraux ainsi que de l'hémoglobine, une protéine chargée du transport de l'oxygène dans tout le corps.

Les globules blancs, aussi appelés leucocytes, sont beaucoup moins nombreux que les globules rouges. Leur rôle en matière de défense du corps est important : ils englobent et digèrent les bactéries et les virus, détruisent les cellules mortes ou sécrètent des anticorps, des substances qui tuent les agents pathogènes. Il existe trois grandes catégories de globules blancs : les lymphocytes, les monocytes et les granulocytes.

Les plaquettes ou thrombocytes sont des fragments de mégacaryocytes, des cellules géantes de la moelle osseuse. D'une durée de vie très courte, elles servent à la coagulation du sang et favorisent la cicatrisation.

Le sang se compose de plasma et des défenseurs de nos organismes, *« les globules blancs »* (macrophages, leucocytes polynucléaires et cellules tueuses), ils détruisent et résistent. La fièvre prouve l'éveil de nos défenses immunitaires ; ce n'est pas elle qui faut combattre mais les assaillants. La sécrétion d'anticorps par la voie sanguine renforce notre immunité cellulaire. La fonction de transport d'oxygène et de gaz carbonique est assurée par les globules rouges. La plupart des adultes en bonne santé possèdent 700 fois plus de globules rouges que de globules blancs. De retour dans les poumons, le sang rejette le dioxyde de carbone transmis par les tissus. Il s'enrichit à nouveau en oxygène puis le cycle recommence.

« Dans le grand circuit sanguin, la circulation générale peut être divisée en deux. La circulation artérielle qui apporte du sang richement oxygéné et la circulation veineuse qui transporte le sang faiblement oxygéné après qu'il a approvisionné les organes en «carburant». Dans la partie artérielle, le sang est à haute pression (de 110 à 140 mm de mercure), propulsé par les contractions cardiaques (ce qui donne notre pouls). Les artères ont donc une enveloppe épaisse et résistante. On estime que 15 % du volume total de sang va dans le cerveau, 10 % irrigue les cellules cardiaques, 20 % les intestins et 25 % les reins, le reste allant dans les autres organes, mis à part le foie qui n'est traversé que par la circulation veineuse.

Si la circulation artérielle est comme une cascade avec des à-coups, la circulation veineuse est plus comme un fleuve tranquille.

C'est pourquoi les veines ont des parois nettement moins épaisses que les artères, et que le volume sanguin contenu dans le côté veineux est nettement plus important que du côté artériel. Le sang y musarderait presque avant de se faire aspirer, comme on aspire un liquide avec une paille, par le cœur. » précisait lefigaro.fr/sciences le 1er avril. 2009

Un homme adulte renferme entre cinq et six litres de sang (≈ 8 % du poids corporel). Une femme renferme en moyenne quatre à cinq litres de sang. Ce dernier est essentiellement constitué de plasma qui contient 90 % d'eau. De plus, le plasma contient également des sels minéraux, du glucose et d'autres substances nécessaires à l'organisme. Il contient des protéines qui transportent les nutriments importants vers les cellules corporelles et renforcent le système immunitaire.

Chez l'homme, il existe quatre types de sang différents : A, B, AB et O. Ces groupes sanguins sont basés sur les gènes hérités des parents. Le sang étant produit par la moelle osseuse, le corps est normalement capable de remplacer les pertes sanguines causées par les petites hémorragies. En cas de perte sanguine importante, une transfusion sanguine est nécessaire. Dans ce cas, le donneur doit appartenir au même groupe sanguin que le receveur.

N.B. : Si vous appartenez au groupe :
- À, vous êtes porteur d'anticorps contre le groupe B ;
- B, vous êtes porteur d'anticorps contre le groupe A ;
- AB, vous n'êtes porteur d'anticorps contre personne ;
- O, vous êtes porteur d'anticorps contre les groupes A et B, et donc le groupe AB.

Le sang transporte les hormones, de l'eau et des sels minéraux partout où ils sont nécessaires. Il transporte les produits nuisibles, tels que l'urée, des différents tissus aux reins, pour que ces derniers les expulsent dans l'urine. Certains éléments présents dans le sang passent dans les urines à des concentrations plus ou moins fortes suivant les capacités de filtration des reins :
- l'urée (ce déchet soluble le plus connu et le plus abondant, l'urée est un poison du sang.),
- la créatinine,
- l'acide urique,
- le sodium.

L'eau compose donc 95 % de la quantité totale de l'urine ; les 5 % qui restent sont constitués essentiellement d'urée et de chlorure de sodium (équivalant à notre sel de table) l'urine est salée.[10]

[10] N.B. : « *La créatinine résulte de la dégradation de la créatine à l'effort. Lorsque tout va bien, elle est éliminée par les reins régulièrement et il n'en reste qu'une petite partie dans le sang.*

Le rein est un organe de l'appareil excréteur dont la fonction est de réguler la composition et le volume du sang. Il filtre le sang en le débarrassant de ses déchets et en gardant les principales substances nutritives, vitales pour les cellules (glucose, acides aminés, certains ions...). Les reins éliminent essentiellement les produits solubles. S'ils n'éliminent pas bien, il y a risque de néphrite. Un mauvais fonctionnement des reins provoque souvent de l'albumine. Outre leur fonction d'élimination, ils ont une fonction d'humanisation des albumines : ils transforment les albumines animales en albumines humaines.

Beaucoup d'entre nous sont appelés à recourir (à un moment ou à un autre) à une « *prise de sang* ». Or, et on l'ignore trop souvent, pour protéger notre capital veineux, il nous faudrait privilégier pour les prélèvements sanguins le dos des mains (voire le poignet). Trop rares sont les laborantines qui assurent ces prélèvements ; hors de l'hôpital, ces préleveuses négligent cette technique de crainte de faire mal à leur patient, préférant prélever sur l'avant-bras ou au pli du coude, et cela au risque d'abîmer les veines lors de la ponction, ces veines dont l'accès et la structure seront essentiels en cas d'insuffisance rénale évoluée, pour continuer à faire purifier notre sang de ses déchets.

Ne pas ignorer ces inconvénients permet aussi de s'en prémunir.

Vulgariser la médecine n'est pas aisé aux profanes que nous sommes ; néanmoins voilà ce que nous en avons retenu pour notre part et que nous avons voulu partager avec vous, à

Le taux d'urée du sang indique l'efficacité avec laquelle les reins éliminent les toxines du sang. » « L'utilisation des éléments contenus sur le sujet et trouvés sur différents sites Internet nous a permis de constituer ce texte, par recoupement. Pour exemple », selon doping-prévention (site TUM).

notre façon. Bien sûr la médecine est un monde complexe que sans études spécialisées nous tenterons de survoler, sans tout comprendre, juste pour s'y intéresser un peu et puis, si nous voulons aller plus loin, il existe une littérature abondante sur ces sujets. Il y a parmi nous des PDG, des ingénieurs ; les malades ont des bagages eux aussi ; chacun son domaine et son expérience personnelle. Pouvoir s'instruire aujourd'hui gracieusement via Internet est pour nous patients un apport non négligeable à l'éducation en santé publique.

3. Les reins malades

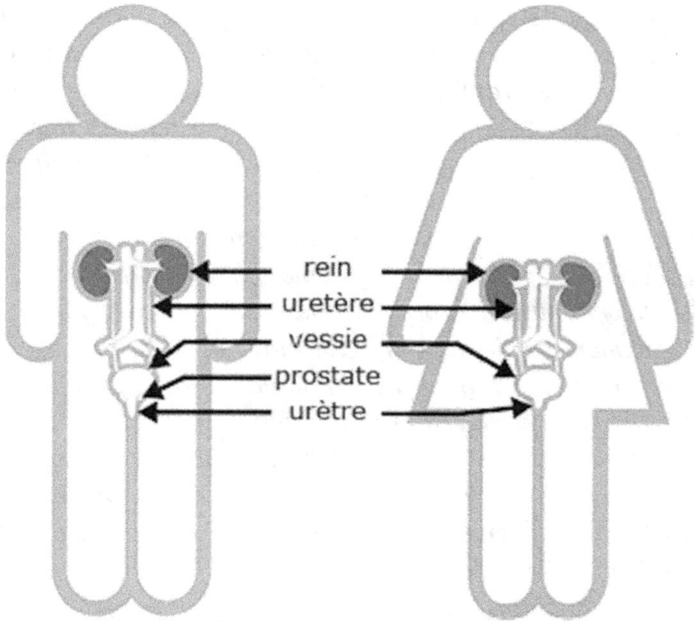

A) Docteur, j'ai « *mal* »... aux reins

Il reste maintenant à découvrir nos reins, ces organes indispensables. Nous allons nous contenter de porter un regard sur le foie et les reins laissant de côté, le cœur, les poumons, la rate, le pancréas, etc., à d'autres qui voudraient bien à leur tour nous en parler de manière très théorique et très ludique, comme nous tentons de le faire ici avec beaucoup de difficulté pour que cela reste clair et compréhensible.

La crise de foie et le mal aux reins, est-ce que cela vous parle ? Oui bien sûr ! C'est normal et à juste titre ; pourtant nous pouvons constater que ces expressions courantes n'ont souvent qu'un lointain rapport avec la réalité médicale.

Lisons ce qu'ils écrivent à ce sujet : « *Qui d'entre nous ne connaît pas l'expression populaire « la crise de foie » ? On a des nausées, des vomissements, des maux de tête ; le méga-festin de la veille ne passe tout simplement pas. En fait, ces symptômes indiquent plutôt une révolte de la vésicule biliaire qui a pour rôle de concentrer et de stocker la bile. Malheureusement, la plupart des gens ont bien peu de considération pour leur système digestif dont ils se souviennent surtout lorsqu'il fait défaut. Le foie fait généralement partie des négligés. Pourtant, il assure plus de 500 fonctions dans le corps. Un déséquilibre du foie affecte non seulement la digestion et l'élimination, mais peut aussi se répercuter sur les reins, le système hormonal, l'humeur, l'énergie vitale, etc. En effet, presque toutes les fonctions du corps humain dépendent de ce merveilleux organe de filtrage qu'est le foie. Les principales fonctions du foie sont :*

- *La production d'enzymes digestives pour la digestion ;*
- *La production de bile pour la diriger vers la vésicule biliaire, puis le duodénum pour assurer la digestion des graisses ;*
- *Il a un rôle vital de station d'épuration : il filtre tous les produits toxiques ;*
- *Il joue un rôle dans le métabolisme des glucides (stabilise la glycémie), des lipides (cholestérol et triglycérides) et des protéines ;*
- *Il a des fonctions de stockage - vitamines B12, fer, cuivre, glucose -, qu'il récupère lors de la destruction des vieux globules rouges (érythrocytes).*

En plus de l'exposition aux produits toxiques dont les médicaments, l'alcool, les drogues et autres matières polluantes, le foie peut aussi être affecté par :

- *des infections virales comme l'hépatite ;*
- *l'obésité ;*
- *des désordres génétiques ;*
- *des troubles auto-immuns ;*
- *le cancer (celui-ci est souvent une métastase à la suite d'un premier cancer). »*

Selon gisele-frenette.blogspot en juin 2010, soit une synthèse intéressante.

Comme vous le constatez à nouveau ici, nous empruntons sur le Web ce qui est écrit à propos de nos organes, et plus particulièrement ceux qui filtrent nos déchets (nos reins, principal objet de cet ouvrage). Nous n'avons aucune raison de réinventer ce qui est déjà validé par le monde médical et déjà publié.

À savoir : Bien sûr nous composons cet ouvrage pour un âge moyen. Ne se reconnaîtront pas nos enfants et parfois nos parents âgés. Les modes de vie, de prise en charge et de soins diffèrent avec l'âge et il est bien certain qu'il y a deux caps très difficiles dans une maladie, le cap de la maladie qui nous frappe en pleine jeunesse et celui de nos fins de vie. Nous aborderons le sujet, que nous effleurerons, renvoyant à des parutions plus complètes et dédiées.

Un foie, deux reins… fut un slogan populaire

Le rein a trois fonctions majeures :

- Épuration des déchets ;
- Régulation de l'eau et des électrolytes ;
- Synthèse hormonale.

Du point de vue scientifique : Le rein, filtre intelligent, est un organe pair (mais pas toujours) qui est localisé dans l'abdomen, en arrière du péritoine, plus précisément entre la onzième vertèbre dorsale et la troisième lombaire pour le rein gauche et la douzième et l'espace entre la troisième et la quatrième lombaire pour le rein droit. Le rein a pour fonction, via la filtration et l'excrétion d'urine, l'équilibre hydroélectrolytique (c'est-à-dire l'homéostasie) du sang et donc de l'organisme en général. La présence d'un seul rein (une telle anomalie concerne cinq pour cent de la population) est suffisante pour vivre normalement : il s'agit bien souvent dans ce cas du rein droit qui est mieux vascularisé que le rein gauche, et où l'on note la présence du quadrilatère de Rogié qui est largement favorisant pour la stase veineuse et qui a des répercussions importantes au niveau génital gauche. Les reins sont des organes aplatis, assez ovoïdes, au fonctionnement complexe. Souvent, la hauteur d'un rein est de douze centimètres et sa largeur de six. On notera toute l'importance de connaître ces dimensions, puisque le rein s'atrophie quand il fonctionne mal.

Nous ne devons pas négliger ces organes indispensables à notre santé et comprendre leur utilité.

Dans le langage populaire, on nomme souvent reins les « *vertèbres lombaires* ». Il s'agit d'un abus de langage et d'une erreur. Dans l'Antiquité les reins étaient censés contenir la vigueur physique, d'où peut-être l'origine de certaines expressions :
« Une serviette autour des reins »... « descendant jusqu'au creux de ses reins »... « chute de reins »... « il laissait une main à tout hasard se rapprocher de mes reins, tandis que de l'autre »..., « creuse les reins, un dernier coup de rein, un gros coup de reins, chercher à casser les reins, faire les reins cassés, briser les reins, avoir les reins assez solides, ses coups de rein dévastateurs dont il a le secret », « conduit au poste matraque dans les reins comme un dangereux

délinquant », « les reins plus solides, des tours de reins (un « tour de rein », soit la sciatique a priori) ». « Un grave problème de reins depuis la naissance, il vient de recevoir un rein tout neuf. » Tour à tour, les reins solides ou les reins cassés caractérisent de plus en plus de choses qui n'ont plus aucun rapport avec l'organe lui-même. *« Carmen Electra, une chute de reins qui laisse sans voix... »* sic. S. Gainsbourg chantait : *« comme la vague irrésolue, je vais et je viens entre tes reins, je vais et je viens entre tes reins et je me retiens. »*
Comme nous le verrons par la suite, les expressions usuelles rapportées généralement aux reins n'expliquent en aucun cas la maladie rénale et ses corollaires.

Le rein pour l'ancienne Chine

Extrait de l'ouvrage *Le lit du Dragon* (voyage descriptif à l'intérieur du corps humain) :
« Au-delà de ces pavillons situés au bord d'un rivage battu par les flots commence le monde inférieur et aquatique. Les deux reins y représentent les principes essentiels du Ying/Yang contenant l'essence de l'Origine Antique et l'essence de l'Origine Ancestrale.

À nouveau, comme la lune et le soleil, ils étendent leur lumière sur le vaste océan des souffles dans lequel nage une grande tortue noire. Du milieu de cet océan jaillit Kun Lun, la Montagne sacrée, comportant également des Palais où se réunissent les Esprits, et qui se présente comme renversée et de base étroite, ressemblant ainsi à un champignon magique dont le sommet creux, le nombril, plonge au plus profond de l'océan dans le champ de cinabre, la source à l'origine de toute vie. Atteindre cette profondeur c'est pénétrer les origines mêmes de la vie et vibrer à son unisson.

En Chine celui qui est éclairé de l'intérieur conserve la santé. En Chine être vieux est une qualité. Pour les Chinois notre capital vie serait logé dans nos reins ; nous recevons à la naissance une énergie ancestrale, générée par nos parents. Il reste à bien dépenser ce capital au cours de la vie.

D'un point de vue biologique, les reins jouent un rôle important dans la suppression des toxines, la gestion des fluides corporels et la régulation de l'équilibre électrolytique. Ils sont à la base de la croissance, du développement, de la reproduction et de la fertilité.

*Selon la médecine chinoise, les reins contiennent l'essence vitale (*jing*) et la vitalité sexuelle de chaque personne. Ils sont perçus comme la source du yin et du yang pour tous les autres organes, et un problème au niveau des reins pourrait avoir un impact négatif sur le reste du corps.* »
Sur Lifewave Acupuncture, patch, en août 2009.

Les médecines orientales avaient et ont toujours du bon ; elles savaient expliquer le corps ; ne rejetons pas le bébé et l'eau du bain ; des millénaires d'expérience nous précèdent et la vérité médicale est tant dans la prévoyance que dans le soin opportun (ou peut s'ajouter les médecines douces).

La médecine chinoise (selon messagerverdun.com) repose sur deux concepts principaux : la théorie du Yin et du Yang et la théorie du Triple Foyer (ou *San Jiao* en chinois). « *La théorie du Yin et du Yang explique que dans la nature toute chose est composée d'éléments opposés mais interdépendants. Dans la nature, les exemples illustrant cette théorie sont infinis (été-hiver, jour-nuit...). La médecine chinoise conçoit le corps humain selon cette théorie. Ainsi, la partie supérieure du corps est plutôt Yang et la partie inférieure est plutôt Yin ; il en va de même pour les organes. La mauvaise santé résulte donc d'un déséquilibre entre ces deux éléments (excès de Yin ou de Yang) tandis que la bonne santé s'obtient grâce à un parfait équilibre entre les deux. La théorie du Triple Foyer permet de classer une maladie selon son emplacement dans l'un des 3 foyers : supérieur, moyen ou inférieur (qui se rapportent respectivement à la partie supérieure, moyenne ou inférieure du corps). Ce système est utilisé pour diagnostiquer les maladies et est très pratiqué dans le cadre de la phytothérapie. Selon la théorie du Yin et du Yang, le diabète est dû à une carence en Yin. Les symptômes les plus communs du diabète (la soif, la faim et l'envie d'uriner) sont associés (selon la théorie du Triple Foyer aux foyers supérieur (la bouche qui a soif), moyen (l'estomac qui a faim) et inférieur (la vessie qui doit se vider). La médecine traditionnelle chinoise suppose que l'alcool, les aliments gras ou sucrés, un style de vie malsain ou sédentaire sont des facteurs qui favorisent le développement du diabète. Le manque de yin est visible par la léthargie, la faiblesse et un teint pâle. Il s'ensuit une obstruction des canaux d'énergies (dans lesquels circule le* chi, *l'énergie vitale) et un épaississement du sang. Dans un dernier temps, la chaleur est produite et provoque un dysfonctionnement dans les poumons, l'estomac et les reins. »*

Les regards sont différents mais visent toujours à prendre soin de soi. Les liaisons fatales : Rein et pancréas, Foie-rein-cœur et Rein-foie-glandes surrénales compliquent et complexifient également l'approche des néphrologues. Le rein n'agit pas seul.

B) Qui n'a jamais souffert d'une « crise de foie » ?

« Aucun livre de médecine ne parle de "crise de foie" ; il s'agit d'une expression populaire et non d'un terme médical. Beaucoup d'entre vous emploient ces trois mots magiques pour désigner leur état, en croyant que ces trois mots sont la cause certaine de leurs ennuis. La crise de foie laisse de nombreux médecins perplexes. En effet, celle-ci ne s'explique par aucun dérèglement ni aucune atteinte de l'appareil digestif, notamment d'un organe tel que le foie ou la vésicule biliaire. Les réelles douleurs hépatiques sont exceptionnelles, réservées à des maladies graves : abcès, cancer du foie, calculs vésiculaires. En réalité, c'est la vésicule biliaire qui nous fait mal en se contractant et non pas le foie, injustement accusé, et situé du même côté.

Le foie est un organe abdominal qui nous assure trois fonctions vitales : une fonction d'épuration, une fonction de synthèse et une fonction de stockage. Son rôle est fondamental dans la transformation des nutriments et dans l'élimination des substances toxiques[11]*. C'est le plus*

[11] N.B. : Sur *Aegis.org* en 2010 « *Les reins sont vulnérables aux effets toxiques des médicaments en raison de leur morphologie (disposition de leurs structures) et des fonctions qu'ils remplissent. À mesure que le filtrat progresse le long du réseau complexe de tubes et tuyaux des reins (appelés tubules) que l'on retrouve dans chaque néphron, il s'ensuit une augmentation de la concentration des substances présentes, notamment des médicaments, dans le filtrat. Cette augmentation de la concentration de substances médicamenteuses est initialement près de trois fois supérieure à celle que l'on retrouve dans le sang. Mais à mesure que le filtrat s'éloigne du néphron vers les segments plus distants des tubules, la concentration des substances médicamenteuses peut grimper à un niveau 100 fois supérieur à celui qui prévaut dans le sang. De plus, les médicaments qui sont métabolisés au niveau des reins peuvent produire lors de leur dégradation des substances toxiques susceptibles de porter atteinte*

volumineux des viscères humains (deux pour cent du poids corporel, soit une moyenne de 1 500 grammes) et l'organe du corps humain qui effectue le plus grand nombre de transformations chimiques. La discipline médicale qui lui est rattachée se nomme l'hépatologie. Le foie et la vésicule biliaire assurent un certain nombre de fonctions essentielles de l'organisme. Du fait de l'importance de cet organe, les maladies qui l'affectent sont souvent préoccupantes. Ainsi: La transplantation hépatique est la plus fréquente des greffes d'organe après celle du rein. » Source Wikipédia.

Le foie et le rein qui sont ici à l'honneur sont effectivement les deux organes les plus sollicités puisque c'est par leurs filtres que les médicaments comme tout aliment sont métabolisés puis éliminés pour leur plus grande part.

On appelle trop souvent crise de foie les problèmes gastriques liés à l'absorption de nourriture. Bien s'alimenter (manger bien) n'est pas rien ; les empoisonnements alimentaires ne sont pas rares ; alors ; faut-il avoir peur de manger ? Il faut apprendre à manger avec plaisir et avec goût, parce que bonne santé ne va pas sans bon goût, parce que l'être humain a sélectionné depuis des millénaires les bons aliments nécessaires à sa santé et parce l'alimentation est liée à l'être humain.

Par conséquent nous devrions (a priori) privilégier les Omégas 3 et 6 (des végétaux et des animaux) que l'on trouve dans :

- Le colza, les noix,
- Les poissons gras des mers froides (deux fois par semaine : saumon, hareng, maquereaux, sardines),

---

aux cellules rénales. Le réseau dense de vaisseaux sanguins présents à l'intérieur des reins est tel qu'il peut accroître l'accumulation de substances toxiques au sein de ces organes. »

- Les huîtres, les moules, les crustacés (les fruits de mer sont bons pour lutter contre le cholestérol),
- Les huiles végétales, de colza, de tournesol et de soja…

Il faut consommer les deux omégas trois fois par jour pour être en forme et faire un peu d'exercice physique, en mangeant équilibré (de tout un peu), à l'instar des cuisines du Sud-Ouest qui intéressent tant les chercheurs américains.

Lire à ce propos *bien manger, vrais et faux dangers* de Jean-Marie Bourre qui précise :

« *Que demandons-nous à nos aliments ? De respecter les "3 S" d'être à la fois : sûrs, sains et... savoureux.* » Quoi de plus… ?

« *Finalement, adoptez de saines habitudes alimentaires car l'alimentation fait partie des six sphères du corps humain dont il faut se préoccuper. Elle a donc un rôle important sur la formation de l'os. Consommez régulièrement des yogourts à faible pourcentage de matières grasses. Consommez du poisson frais, particulièrement les poissons gras (sardine, saumon, maquereau,...) qui contiennent une bonne quantité d'oméga 3 (acides gras essentiels). Marchez tous les jours. La répétition de la « mise en charge-décharge » (marche, danse...) contribue à la formation osseuse. Profitez des bienfaits du soleil qui contribue à la formation de la vitamine D tout en protégeant votre peau avec une lotion solaire adéquate.* » dit Sébastien Plante, physiothérapeute et ostéopathe, sur son site.

Sachez que le corps a besoin d'une certaine quantité de vitamines et de minéraux chaque jour mais, si l'apport est en trop grande quantité, le corps l'éliminera soit dans les urines, les selles ou la sueur, et sachez aussi que le vieillissement est une accumulation de poisons, de toxines que l'on n'arrive pas à éliminer.

Une compagnie d'assurances précise : « *Les études scientifiques le confirment : une alimentation variée et équilibrée alliée à une activité physique régulière contribue à diminuer les risques de maladies cardio-vasculaires, d'ostéoporose, de diabète de type II, de cholestérol, et de développer certains cancers. Changeons nos modes de vie et d'alimentation avant qu'il ne soit trop tard.* »

Nous ne parlerons plus du foie, mais il faut savoir que l'insuffisance rénale au cœur de cet ouvrage touche indirectement des malades qui ont des pathologies relatives au foie (polykystose) ou au pancréas (diabète). On ne peut pas s'intéresser à un organe sans s'intéresser aux autres, pour leur complémentarité.

Notre environnement (air sain, hygrométrie, confort, hygiène de vie), notre qualité d'alimentation et de consommation (médicaments) sont au cœur de nos maladies. Nous devons apprendre à gérer nos modes de vie pour prévenir les atteintes répétées à notre organisme, notamment dans un environnement urbain.

De petites doses répétées (on inhale, on ingère) deviendront toxiques sur la durée pour nos organismes sensibles, qui sans cela sont suffisamment armés (depuis notre enfance) pour se défendre contre toute attaque extérieure.

C) Deux reins, pour quel usage ?

Le rein est un organe très intelligent et trop méconnu.

Voyons tout d'abord sa description : « *Les reins sont deux glandes placées symétriquement de chaque côté de la colonne lombaire et constituant l'appareil sécréteur de l'urine. Chacun d'eux a son canal excréteur, l'uretère, qui, traversant successivement la région lombaire, la fosse iliaque et le pelvis, va s'ouvrir dans le réservoir que constitue la vessie. De celle-ci, l'urètre conduit l'urine à l'extérieur.*

Le rein a vaguement la forme d'un haricot mais d'un haricot dont le tiers moyen serait creusé d'une vaste cavité, le sinus du rein. Le rein présente une face antérieure convexe, une face postérieure plane, un bord externe convexe, un bord interne concave à sa partie moyenne, mais convexe à ses deux extrémités, enfin deux pôles le supérieur et l'inférieur.

1) Dimensions

Le rein mesure en moyenne 11,5cm de haut sur 5,5 de large et 2,5 à 3cm d'épaisseur. Vide de sang, il pèse 150g chez l'homme et 135 chez la femme. Le rein gauche est généralement un peu plus volumineux que le droit.
Sur le vivant il est de coloration rouge foncé et de consistance ferme. Il est enveloppé par sa capsule propre, une lame fibreuse transparente.

2) Direction

Le rein n'est pas parfaitement vertical ; il est un peu oblique en dehors et en arrière. Son bord interne est un peu reporté en avant par la saillie vertébrale doublée de muscles, tandis que son bord externe recule dans la concavité de la fosse lombaire. D'autre part, le rein est un peu oblique en bas et en dehors : les pôles supérieurs des deux reins sont plus proches que les pôles inférieurs.

3) Situation

Les reins sont situés de part et d'autre de la colonne vertébrale, répondant à la 12e vertèbre thoracique et aux deux premières vertèbres lombaires. Le pôle inférieur du rein gauche répond au bord supérieur du processus costiforme de la 3e vertèbre lombaire ; celui du rein droit répond plutôt au bord inférieur de ce processus costiforme, car le rein droit est abaissé par la présence du foie. Ce pôle inférieur est encore à 4cm au-dessus de la crête iliaque. Ainsi placé, le rein occupe la loge rénale limitée en arrière par la paroi postérieure de l'abdomen, en dedans par la saillie de la colonne vertébrale, du muscle psoas et des gros vaisseaux, en avant par le péritoine pariétal postérieur qui la sépare des viscères.

En hauteur, cette loge va de la 11e côte à la crête iliaque. » Éléments trouvés sur kinesport.info. que nous reprenons parce que très bien expliqués.

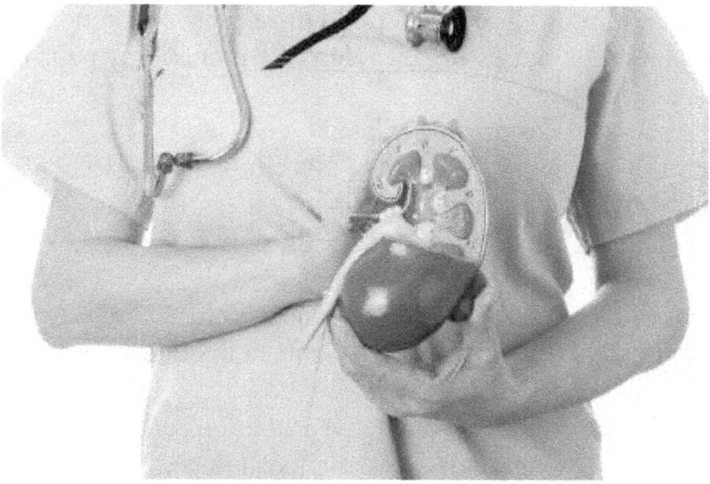

Situer nos reins dans notre corps n'est pas si évident qu'il y paraît.

D'ailleurs la connaissance des Français des maladies rénales doit encore progresser car ils sont 83 % à croire que les reins sont responsables de douleurs dans le bas du dos et seulement la moitié à savoir que les reins jouent un rôle dans la régulation de la pression artérielle. L'atteinte rénale est silencieuse : on dit qu'elle est asymptomatique. Elle n'entraîne aucune douleur, et quand vous avez « mal aux reins », ce n'est pas de l'organe rein qu'il s'agit, mais de douleurs dorsales, dans la région du rein, dues à des atteintes osseuses ou musculaires de celle-ci.

Ces précieux reins sont les chimistes en chef de l'organisme. Normalement, nous en avons chacune et chacun deux, situés de part et d'autre de la colonne vertébrale à la hauteur des fausses côtes. Un seul rein (chez 5 % des individus, il n'y en a qu'un) est nécessaire pour vivre et dans ce cas il s'agit le plus souvent du rein droit, mieux vascularisé que le gauche.

D'un brun rougeâtre, ils ont la forme d'un haricot sec. Chaque rein est à peu près de la grosseur d'un poing serré. De nombreux autres organes dépendent des reins pour leur bon fonctionnement.
Les reins sont des organes vitaux.
Leur rôle est de purifier le sang : ils éliminent les déchets qui proviennent du fonctionnement de l'organisme et maintiennent l'équilibre chimique du sang.

Quand les reins ne fonctionnent plus, ces déchets s'accumulent dans le sang et deviennent toxiques.

Les reins exercent leur fonction d'épuration par la fabrication de l'urine. Les variations de sa composition, en fonction de la quantité d'urines émises (diurèse) et de l'alimentation, peuvent être considérables.

Situés de chaque côté de la colonne vertébrale, en partie cachés par les dernières côtes, les reins mesurent 12 cm de haut sur 6 cm de large ils sont, grossièrement de la taille d'un poing avec une forme de haricot. Chaque rein pèse environ 150g :
- Le rein droit est situé en arrière du foie ;
- Le rein gauche en arrière du pancréas et du pôle inférieur de la rate.

Le sang est amené au rein par l'artère rénale qui vient de l'aorte abdominale.
Après avoir traversé la masse du rein, il est évacué par la veine rénale qui débouche dans la veine cave inférieure.

De chaque rein part un canal excréteur, d'abord large (le bassinet) puis fin (l'uretère, qui amène dans la vessie l'urine fabriquée par le rein).

Les reins jouent plusieurs rôles essentiels. Ils filtrent le sang et éliminent les déchets via les urines. Ils contrôlent dans l'organisme la quantité d'eau et de sels minéraux indispensables à son bon fonctionnement. Les reins produisent également des hormones qui règlent la tension artérielle, la croissance osseuse (renouvellement) et la production de globules rouges.

Le rein est un organe important car il permet d'éliminer les déchets et les liquides en excès et de régler l'équilibre acidobasique ; en outre, il régule la tension artérielle et produit des globules rouges.

Le rein est bien un organe incontournable de l'individu et vital il est, un filtre servant à épurer le sang et pour lui car c'est à en écarter les déchets. La fonction première des reins est d'éliminer les déchets du sang et d'envoyer retourner le sang purifié dans le système. Chaque minute, environ un litre de sang (le cinquième de tout le sang que pompe le cœur) entre dans les reins par les artères rénales. Ils filtrent 180 l de notre sang par jour et éliminent les déchets de l'organisme. Une fois purifié, le sang sort des reins par les veines rénales.

Quelques explications scientifiques possibles sur bioelectronique.com/ :

« Dans un organisme en bonne santé, les reins accomplissent un grand nombre de fonctions vitales, parmi lesquelles :

- *Éliminer les déchets et l'eau du sang,*
- *Maintenir l'équilibre chimique de l'organisme,*
- *Libérer des hormones, aider à l'équilibre de la pression artérielle,*
- *Aider à la fabrication des globules rouges,*
- *Produire de la vitamine D pour maintenir des os sains et solides.*

On pourrait se demander comment le rein choisit ce qu'il doit jeter : en fait, quand le sang arrive, il envoie tout dans des tubes (sauf les globules et les protéines qui ne peuvent traverser les vaisseaux normalement) et récupère après ce dont il a besoin (eau, sel etc.). Un finaliste expliquerait ce mécanisme ainsi : l'organisme, sachant qu'il ne peut pas connaître toutes les cochonneries que nous sommes capables d'absorber, préfère tout jeter et récupérer ce dont nous avons besoin. Notre corps élimine les toxines par ses émonctoires : les reins, les intestins, les poumons, la peau et le foie. »

Le Quotidien du médecin nous précise :

« On sait que c'est grâce à une sécrétion nocturne accrue d'hormone antidiurétique (ADH) encore appelée vasopressine. Cet afflux dans le flux d'ADH réduit d'environ 50 % la production d'urines. Sans ce rythme circadien de la vasopressine, les individus souffrent de polyurie nocturne et d'énurésie. Cette libération accrue de vasopressine pendant le sommeil est également importante pour optimiser la conservation d'eau par l'organisme pendant une période où l'on ne boit pas ; cela permet de prévenir la déshydratation. »

Le rein a donc pour fonction de former l'urine drainée par l'uretère jusqu'à la vessie et de filtrer (filtration glomérulaire 120ml/mn). Cette ultrafiltration du sang nous permet de nous débarrasser de l'excès de déchets d'eau, de sel et des substances toxiques produites dans les concentrations sanguines de nos organismes. 189 l de liquide (sang) circulent chaque jour dans 225 km de circuit sanguin, passant au travers de millions de filtres nommés néphrons. Une bonne fonction rénale maintient l'équilibre hydro-électrolytique (eau, chlore, sodium, potassium, calcium etc.)

Nos reins régulent notre pression artérielle, la formation des globules rouges et permettent le maintien d'une structure osseuse normale.

L'altération de la fonction excrétrice du rein ne permet plus l'élimination des produits azotés et la régulation du métabolisme de l'eau et des électrolytes.

Or, apparemment deux millions de personnes en France auraient une insuffisance rénale chronique non terminale, donc, souvent, peu ou mal détectée. Aussi, le poids des maladies rénales ne cesse d'augmenter (cause du vieillissement des populations entre autres).

Même avec un seul rein l'on peut espérer une bonne épuration, soit la filtration d'un important volume sanguin. Chaque rein contient environ un million de néphrons.

En effet, chaque rein est constitué d'environ 1,2 million d'unités distinctes : les néphrons. Chaque néphron comporte un glomérule et un tubule. Le glomérule est un filtre formé par un peloton de vaisseaux minuscules, les capillaires. Le tubule collecteur débouche dans le bassinet, qui débouche lui-même dans l'uretère. Les néphrons sont séparés les uns des autres par le tissu interstitiel. L'urine formée dans les reins est transportée par les uretères jusqu'à la vessie où elle est stockée jusqu'à élimination lors de la miction.

Le dosage de l'urée et de la créatinine dans le sang permet d'apprécier facilement, et pour un coût réduit, la fonction des reins.

Retenons donc cette synthèse et nous aurons une bonne connaissance de ces organes méconnus (ou mal connus) :
« Les reins sont situés de part et d'autre de la colonne vertébrale, dans la partie postérieure de l'abdomen. Le poids d'un rein est d'environ 140g chez l'adulte, sa taille est de plus de 10cm de longueur pour plus de 5cm de largeur et 2,65cm d'épaisseur. Les deux reins épurateurs représentent moins d'1 % du poids du corps.
Le rein est complexe et intimement relié au cerveau, soit à l'hypotalamus et à l'hypophyse, sorte de servo-moteur pour transmettre de l'information aux reins, via une hormone la « vasopressine ».
Le rein est un organe qui fabrique l'érythropoïétine (EPO) qui stimule la formation des hématies du sang (ou globules rouges) dans la moelle osseuse et la rénine qui joue un rôle essentiel dans la régulation de la pression artérielle, mais aussi la forme active de la vitamine D qui permet l'absorption du calcium par l'intestin et la solidité des os. Mais les troubles rénaux légers à modérés ne provoquent aucun symptôme. »

Bien qu'indispensables à notre vie, nos reins brillent souvent par leur discrétion, en dehors des terribles coliques néphrétiques. Lorsque les reins ne fonctionnent pas correctement, notre organisme est petit à petit empoisonné par les déchets qui ne sont plus éliminés. Cette atteinte rénale est progressive d'où la nécessité d'agir au plus vite.

Quels sont les symptômes de la maladie ?

Les personnes touchées peuvent parfois rester en bonne santé apparente avec des reins fonctionnant de 10 à 20 % de leur capacité normale. Cependant, les patients peuvent ressentir quelques signes avant-coureurs bien qu'aucun ne soit spécifique des troubles des reins : besoin fréquent d'uriner, notamment la nuit, mauvais goût dans la bouche, perte d'appétit, nausées, essoufflement, démangeaisons persistantes, crampes nocturnes, gonflement des paupières et/ou des chevilles… Parfois, l'attention est attirée également par une prise de poids rapide, l'apparition d'œdèmes, un changement anormal de couleur des urines, une perte d'appétit, une fatigue excessive. L'existence dans votre famille de maladies rénales ou de diabète peut accentuer pour vous le risque de développer une défaillance rénale.

D) Le rein épurateur et régulateur du métabolisme

Le rein épurateur

L'appareil urinaire se compose des reins, des uretères, de la vessie d'un urètre, et d'un méat urinaire. Il se forme et commence à fonctionner avant la naissance.

Le rôle de ce système est de former l'urine qui sera évacuée. L'urée est excrétée par les reins qui fabriquent l'urine ; cette urine est acheminée par l'uretère jusqu'à la vessie, une poche retenant l'urine, puis rejetée à l'extérieur de l'organisme lors de la miction par l'urètre s'abouchant au méat urinaire.

Le rein doit nettoyer correctement le sang pour qu'il soit propre et former l'urine. Cet épurateur du corps humain est, en fait, l'usine d'épuration des « eaux usées » de notre organisme. Le rein est l'organe de notre corps chargé de filtrer notre sang et d'en évacuer les déchets vers les urines.

La vessie

La vessie est un réservoir (plus ou moins grand selon les individus) dans lequel s'accumule l'urine entre les mictions (environ 1,5l/jour). Son col est maintenu fermé par un sphincter. Normalement, le muscle de la vessie reste détendu pendant que la vessie se remplit d'urine et il ne se contracte qu'au moment de la miction. Lorsque la vessie contient un bon volume d'urine, on ressent une envie d'uriner qu'on peut maîtriser jusqu'à ce que le relâchement du sphincter et la contraction du muscle vésical entraînent l'expulsion de l'urine.

L'urine

Le rein produit l'urine. L'urine contient des déchets (urée, acide urique), de l'eau, des sels minéraux (chlorure de sodium en excès dans le sang).

Les néphrons

Le rein humain reçoit le sang par l'artère rénale qui le distribue dans le cortex rénal. Le sang prend alors la direction des néphrons. Chaque rein comporte un million de néphrons*, sillonnés par nos vaisseaux sanguins, dans ces néphrons les tubules relient les glomérules, des filtres très fins qui purifient le sang grâce à la membrane basale glomérulaire (qui entoure le glomérule). Des tubules ressortent l'urine qui va dans l'uretère et ensuite dans la vessie[12].

Éléments présents dans le sang et passant dans les urines à des concentrations plus ou moins fortes suivant les capacités de filtration des reins :

- l'urée,
- la créatinine,
- l'acide urique,
- le sodium.

Lorsque le nombre de néphrons (unités fonctionnelles des reins) sains diminue, leur sollicitation excessive entraîne alors l'apparition de lésions altérant la structure et la fonction du rein. La progression des lésions conduit à une insuffisance rénale terminale, c'est-à-dire une incapacité à filtrer correctement le sang et à le débarrasser des produits toxiques.

Pour en savoir plus, nous vous recommandons de lire *L'Élimination* par le Docteur Maud Cousin (sur : revue3emillenaire.com/blog/)

---

[12] N.B. : Le néphron (constitué de petits vaisseaux sanguins (glomérules) et de tubules qui produisent de l'urine) est l'unité fonctionnelle du rein. Chaque rein contient environ 1,2 million de néphrons. Le néphron est responsable de l'ultrafiltration du sang et de la réabsorption ou de la sécrétion de produits dans le filtrat ainsi obtenu. Ensuite via le glomérule, l'urée, de l'eau et du sel passent par diffusion vers le tubule contourné proximal. Selon les besoins, des quantités variables d'eau et de sel sont récupérées par un réseau de capillaires entourant l'anse de Henlé. L'urée se concentre dans le tubule contourné distal. L'urine (solution d'urée concentrée) prend la route du tube collecteur et se déverse successivement dans les calices rénaux, le bassinet, l'uretère, la vessie et finalement l'urètre. Le rein fonctionne comme une pompe osmotique. En effet : plus le sang est chargé en toxines et molécules diverses, plus la pression osmotique du sang augmente, plus l'effort demandé au rein est important, plus grande sera sa difficulté à filtrer.

C'est ainsi que 20 % de la quantité totale du sang lui parviennent chaque jour aux reins ; leur membrane filtrante agit ; mais l'on sait encore très mal ce qui conditionne leur fonctionnement des plus complexes. Les reins supportent beaucoup avant de faire grève. Les affections bactériennes, les réactions allergiques, les empoisonnements aux métaux lourds ou aux médicaments les endommagent durablement. Dans le rein on constate des centaines de milliers de réactions à la seconde, il reconstruit ses propres tissus et produit sa propre énergie. Il sécrète de l'érythropoïétine et de la vitamine D, outre la rénine, un enzyme de conversion qui facilite les réactions chimiques (rénine-angiotensine) et qui donc maintient la tension artérielle. Heureusement lorsque l'un des reins est défaillant, l'autre prend la relève sans aucun signe notable de fatigue.

En clair les reins contrôlent l'organisme. En prendre conscience serait un petit pas pour l'homme mais un grand pas en santé publique.

Le rein régulateur

Les éléments suivants sont présents dans le sang et absents des urines, car ils sont retenus par les reins :

- les protéines,
- les corps gras,
- les globules rouges,
- les plaquettes,
- les globules blancs.

Certains éléments (notamment l'ammoniac) sont synthétisés (fabriqués) par les reins et on ne les retrouve que dans les urines.

Le rein fabrique lui-même des hormones : l'érythropoïétine qui stimule la fabrication des globules rouges dans la moelle osseuse, la rénine essentielle pour la régulation de la tension artérielle, la vitamine D (qui fixe le calcium).

Le rein est donc la "super-usine" filtrante de notre organisme. Il élimine de multiples substances, toxiques ou médicamenteuses, mais équilibre aussi les entrées et les sorties d'eau, d'électrolytes (potassium, sodium, chlore, bicarbonates) et de protides.

Les reins, ces deux organes chargés de filtrer certains déchets organiques et de fabriquer l'urine, sont en quelque sorte responsables du maintien de la stabilité du milieu intérieur, malgré des apports alimentaires très variables.

L'hypertension artérielle (parfois liée à une insuffisance surrénalienne) entraîne une vasodilatation systémique, ce qui agira sur, le débit cardiaque et le système rénine-angiotensine, et aggravera ou déclenchera la pathologie rénale.

E) Quand les reins sont en difficulté

« *Lorsque le filtre rénal (même en buvant beaucoup) n'arrive plus à éliminer les déchets, le corps produit des toxines, ce qui aggrave d'autant plus le problème des reins en les fatiguant car plus le corps produit de toxines et moins il arrive à les éliminer. Par ailleurs, l'organisme gaspille de l'énergie pour essayer d'éliminer ces déchets par les reins, alors il va devoir stocker ces derniers dans le tissu graisseux, les muscles, le tissu sous-cutané (qui se gorge d'eau chargé de toxines). Cela aura comme conséquences directes des œdèmes, de la fatigue chronique, des courbatures ou des douleurs musculaires chroniques diffuses ou localisées à certains endroits du corps.*

Une autre source d'intoxication est constituée par le stress qui favorise l'accumulation de toxines dans l'organisme (la peur, l'anxiété, trop de travail intellectuel provoquent la consommation d'énergie alors que cette énergie pourrait être utilisée pour lutter contre le stress. » Selon bioelectronique.com.

Notre organisme contient deux tiers d'eau. Les reins en éliminent la plus grosse quantité, mais pas tout. Quand on a du diabète, on a un excès d'élimination d'eau. Le sucre irritant les reins, les diabétiques boivent plus.

À propos de l'insuffisance rénale chronique que nous développerons par la suite : « *Elle se caractérise par une détérioration continue et irréversible des reins entraînant une incapacité à filtrer le sang (toutes les minutes les reins filtrent environ un litre de sang). Le sang n'étant plus filtré correctement, les déchets s'accumulent dans celui-ci. L'insuffisance rénale chronique vient des complications de l'hypertension et du diabète ou bien d'autres maladies. Cette pathologie peut être mortelle si l'on ne fait rien pour la traiter. L'insuffisance rénale chronique est très lente en progression ce qui ne permet pas d'en voir les symptômes au cours des premières années, car ils n'apparaissent que lorsque la maladie est là.* » Insuffisance Rénale - Ostéopathe France

Pourquoi examiner les urines ?

- L'examen des urines permet de rechercher les infections et le sang dans les urines.
- Le ionogramme urinaire comparé au ionogramme sanguin a pour objet de faire le bilan entre ce qui était dans le sang et ce qui se retrouve dans les urines.
- le glucose.

Que faire pour protéger ses reins ?

Pour protéger nos reins, une bonne hygiène de vie s'avère utile et nécessaire. Encore faut-il consulter son médecin régulièrement, faire des bilans et avoir recours aux spécialistes le moment venu. De plus, comme nous sommes tous différents, notamment de par nos gènes, il est prudent de faire attention à ses antécédents familiaux.

« La consultation néphrologique permet :

- *d'évaluer la dégradation des fonctions rénales et la gravité de l'IRC ;*
- *de prédire l'échéance du passage en dialyse ;*
- *de connaître les caractéristiques sociales, familiales et psychologiques du sujet,*
- *de l'aider à orienter ses projets (profession, habitat...)*
- *de le diriger le moment venu vers la technique la plus adéquate. »*

Précise la Faculté de Médecine Montpellier-Nîmes Mai 2006 J. Fourcade[13].

Faire face, oui mais ; qui d'entre nous acceptera d'être considéré comme malade alors qu'il ne ressent rien de grave et qu'être en bonne santé est une réelle nécessité pour lui, notamment pour son travail et sa vie familiale ? Le déni paraîtra légitime, le pourquoi cela m'arrive à moi tout aussi légitime. Il faudra à chacun d'entre nous une période d'adaptation psychologique et mentale de remise en question et d'acceptation de notre maladie (plus ou moins rapide selon les personnes). Un soutien affectif de

[13] N. B. : La consommation de façon régulière et sur une longue période de temps de médicaments néphrotoxiques (mauvais pour nos reins), parmi ceux qui sont en vente libre peut entraîner des dommages pour les reins. Il est donc important d'être prudent dans la consommation de ces produits. Parlez-en avec votre médecin, infirmière ou pharmacien. Renseignez-vous sur leur contre-indication et leur toxicité.

proches sera souvent nécessaire (ou l'aide d'un (ou une) psychologue).
On se sent beau et sain, jusqu'au jour où l'on « *tombe* » malade et là la chute est toujours difficile. On change d'état quand on devient un grand malade ou un malade chronique sans espoir de retour. C'est tout à fait légitime et insupportable a priori.

Mario a apprécié ce monologue d'un jeune patient : lu sur le Forum de la Ligue Rein & Santé en juin 2009 ; il vous le fait partager : « *Je me présente, je m'appelle Benoît, j'ai 30 ans, et je suis à la recherche d'une belle maison pour élever mon fils d'à peine 9 mois ! En avril 2009, mon amie et moi trouvons enfin la maison de nos rêves ! Le financement lui aussi est trouvé sous réserve d'acceptation de l'assurance ! J'en plaisante avec le banquier car je suis en parfaite santé ; je n'ai jamais eu de problème particulier mis à part peut-être un rhume ou deux par an... Bref ! Une simple formalité, un petit rapport de visite médicale, une prise de sang (aïe ça j'aime pas), et une analyse d'urine ! Facile quoi !*

Et hop, direction le laboratoire d'analyse médicale ! Prise de sang hop vite fait bien fait et même pas mal ! Un peu de pipi dans un flacon et hop là me voilà parti chez le médecin pour le rapport de visite !
Un petit dépistage urinaire par bandelette[14]**, résultat en direct live : vous êtes en parfaite santé Monsieur (Oui je le*

[14] N.B. : Au Canada, santecheznous.ca : « *Les analyses d'urine générales permettent de vérifier la concentration des protéines, du sucre, du sang et des cétones, qui sont des produits de la dégradation des graisses par l'organisme. L'urine est contrôlée à l'aide d'une bandelette réactive, mince lamelle de plastique recouverte de produits chimiques qui réagissent lorsqu'ils sont en contact avec diverses substances dans l'urine. Le médecin vérifie également la présence de*

savais déjà de toute façon, je suis parfait, je l'ai toujours dit...) Je reçois mes analyses, je regarde un peu celle de sang, ça m'a l'air pas mal tout ça ! Allez Bingo, j'envoie le tout à l'assurance et à moi la grande vie ! Ahahah quelle rapidité, j'ai tout fait en quelques jours !

Quelques semaines plus tard... Chouette la réponse de l'assurance pour mon prêt ! Allez ! Sortons le champagne ! Oui enfin avant de le sortir je vais peut-être au moins ouvrir l'enveloppe... Et là stupéfaction : "Afin d'instruire votre dossier, nous vous prions de bien vouloir nous faire parvenir un ECBU[15]*, une chimie des urines ainsi qu'un diagnostic en cas de persistance de l'anomalie." Une anomalie ? Je suis en parfaite santé ! C'est dingue ça ! Ah mais je me rappelle avoir fait des photocopies avant d'envoyer le tout. Voyons voir... La prise de sang c'est bon. L'analyse d'urine... Oula ! C'est quoi ça "protéines" et "hématies". Heureusement j'ai internet ; j'vais vite le découvrir !....*
Mon médecin n'a pas encore reçu les résultats mais moi je les ai héhéhé, je suis rapide comme l'éclair et je les dégaine avant même qu'il n'ait eu le temps de se souvenir qui je suis et pourquoi je viens ! Ce qui inquiète apparemment mon médecin, ce n'est pas forcément les taux d'hématies et de protéines mais surtout le fait qu'il doit faire un certificat médical pour l'assurance et engager en quelque sorte sa responsabilité... "Si, il n'y avait pas eu cette demande d'assurance, nous nous serions revus dans 6 mois afin de constater l'évolution de

---

globules blancs et de globules rouges dans l'urine au cours de l'analyse (on examine l'urine au moyen d'un microscope). »

[15] ECBU, L'examen cytobactériologique des urines, cytologie urinaire ou *ECBU*, consiste à recueillir et analyser les urines de la première miction du matin. Dans notre cas recherche d'une protéinurie à la bandelette (et en fonction des résultats rien si <0 , créatinine avec écho si +).

la protéinurie mais là je dois vous envoyer chez un néphrologue pour un diagnostic précis." Un néphro quoi ? C'est nouveau ça ? Oui vraisemblablement j'ai une anomalie au niveau du rein et plus précisément au niveau glomérulaire !».

La suite sur le forum de la Ligue du Rein…

Insuffisance rénale et assurance de santé

Les assurances couvrent difficilement les prêts bancaires faits aux malades chroniques.

Pour toutes les personnes ayant des difficultés à s'assurer aussi bien pour raison médicale, pour activité professionnelle dangereuse ou pour la pratique d'un sport à risques, l'assurance de prêt des risques aggravés peut apporter une prise en charge personnalisée et une tarification sur mesure, notamment pour les insuffisants rénaux déclarés.

La convention Aeras (s'Assurer et Emprunter avec un Risque Aggravé de Santé) a pour objet de proposer un grand nombre de solutions pour élargir l'accès à l'assurance et à l'emprunt des personnes ayant ou ayant eu un problème grave de santé. Signée par les pouvoirs publics, les fédérations professionnelles de la banque, de l'assurance et de la mutualité et les associations de malades et de consommateurs, elle est en vigueur depuis le 6 janvier 2007.

La convention Aeras concerne les prêts professionnels, les prêts immobiliers et les crédits à la consommation dédiés. La convention Aeras prévoit qu'une assurance invalidité soit proposée dans le cas où la garantie est nécessaire à l'aboutissement de la demande de prêt. Sont pris en charge au minimum la couverture du risque de perte totale et irréversible d'autonomie, ainsi qu'une couverture additionnelle d'invalidité dans des cas déterminés prévus au contrat.

S'avouer et déclarer sa maladie dans notre société n'est pas chose aisée ; on redoute alors ce que cela peut entraîner comme conséquence pour notre avenir et celui de nos proches. On n'expose pas sa maladie impunément dans le monde du travail ; elle vous change de statut et quelque part vous condamne à ne plus être comme les autres. Il faudra du temps pour l'accepter, notamment lorsque l'on nous considérera en *« invalidité »*.

Ainsi, d'une part nous trouvons un environnement plus ou moins hostile, disons peu propice à nos maladies (ou parfois facteur déclenchant) et d'autre part, l'arrivée sournoise de ces maladies (cancer ou maladie rénale) qui agissent sans faire de bruit. Le silence n'est plus d'or, lorsque vous vous réveillez un mauvais matin avec les symptômes d'une pathologie qui changera complètement notre vie, d'où l'intérêt de vous prémunir à l'aide d'un dépistage précoce, fruit d'un diagnostic médical approprié de votre médecin référent, en fonction : de vos facteurs de risques existant déjà (antériorité génétique) et de votre âge.

Il n'y a de fatalité que par l'hérédité acquise ; pour le reste nous sommes en grande partie responsables de la dégénérescence progressive d'un corps sain reçu à la naissance.
Il ne faut pas associer à notre propre prise de risque les mots *«fatalité»* ou *« la faute à pas de chance»*. Nous endommageons nos reins de façon progressive (par l'utilisation de produits nocifs pour eux) et petit à petit la défaillance rénale gagne du terrain, sournoisement, puisque rien ne vient témoigner de leur dysfonctionnement.

Au Canada et sur ce site, mcc.ca/objective : *« Bien qu'un patient présentant une insuffisance rénale chronique soit traité par un spécialiste en néphrologie, le médecin de famille doit : reconnaître les patients à risque d'une maladie rénale chronique, participer au traitement visant à ralentir l'évolution d'une maladie rénale chronique et s'occuper d'autres problèmes médicaux courants dont ces patients sont atteints. Le médecin doit se rendre compte qu'un patient atteint d'une insuffisance rénale chronique présente des risques particuliers et que des traitements courants peuvent être nuisibles, car les reins sont souvent la principale voie d'élimination de nombreux médicaments...*

Établir un plan de prise en charge initiale efficace pour un patient présentant une insuffisance rénale chronique :

- *exposer les mesures de prévention secondaire dans la prise en charge d'une insuffisance rénale chronique chez les patients diabétiques et non diabétiques (p. ex. IECA, antagonistes des récepteurs de l'angiotensine II, maîtrise sévère de la tension artérielle, maîtrise de la glycémie, maîtrise du cholestérol) ;*
- *énumérer les indications et les contre-indications à une dialyse ;*
- *conseiller et instruire le patient sur les mesures de prévention secondaire et tertiaire ;*
- *conseiller et instruire le patient sur le choix à faire entre entreprendre une dialyse chronique et subir une transplantation rénale ;*
- *désigner les patients qui ont besoin de soins spécialisés. »*

Il est regrettable de déceler nombre d'insuffisants rénaux lors des campagnes de dépistage gratuites offertes par quelques organismes de santé précurseurs et non directement chez le généraliste. Il serait prudent de mieux informer les médecins généralistes dès leurs études de médecine des conséquences de l'insuffisance rénale et des formes de détection qui s'imposent.

On dit cela pour en avoir été les victimes.

Il serait tout aussi intéressant de faire connaître aux étudiants, dans leur cursus, le fonctionnement de leurs organes et la nécessité pour eux de les protéger et d'en prendre soins, dans le même temps de sensibiliser chaque individu au nécessaire déploiement de la recherche, en encourageant financièrement son développement par un geste citoyen moins coûteux sur la durée. Si chacun d'entre nous sacrifiait chaque année un euro à la recherche (65 millions d'euros/an), nous éviterions des dépenses de santé croissantes.

Pour certains de nos maux, il y a deux docteurs, le médecin et notre for intérieur qui réprouve parfois le diagnostic et parfois se sent mieux lorsqu'en sortant de la visite médicale il a su en fait qu'il allait bien. On appréhende l'entrée au cabinet médical et on en ressort soit serein soit malade déclaré.

La fièvre nous rend malade, mais être malade sans avoir mal c'est parfois très troublant. L'annonce d'une maladie grave (ou chronique) est un challenge auquel aucun médecin n'est pas suffisamment préparé, une annonce qu'il redoute pour lui-même, parce qu'il n'aime pas plus que nous être gravement malade.

4. Les grands facteurs d'insuffisance rénale

On ne prend pas soin de ses reins ; on ne les aime pas assez « *nos rognons* ». Cet ouvrage est là pour expliquer pourquoi et comment se protéger. Nous allons continuer ce voyage dans le monde du rein et comprendre les raisons pour lesquelles cet organe peut être très malade, faisant ainsi partie de cette cohorte des quinze millions de malades chroniques et de plus de huit millions de patients en Affection de Longue Durée (ALD), selon les sources évolutives en santé.

Quelques pathologies graves peuvent être associées à la défaillance révélée et pourront être facteur possible d'aggravation, aussi vous devrez vraisemblablement surveiller : l'équilibre de votre diabète et votre tension artérielle, pour les plus de 50 ans, surveiller votre prostate (l'adénome empêche l'écoulement normal de l'urine et peut aggraver l'insuffisance rénale) et, enfin, toute infection urinaire.

On dit que 10 % des défaillances rénales pourraient être évitées et que 30 % pourraient être retardées. Préserver ses reins c'est s'éviter pas mal d'ennuis, que souvent l'on ignore à juste titre, puisque nous en parle pas.

Sachez bien que les deux facteurs les plus évidents qui conduisent préférentiellement à l'insuffisance rénale sont deux maladies : le diabète et l'hypertension artérielle.

Utilisons maintenant les données fournies par les nombreux médias électroniques du Web qui se consacrent à ce problème de santé.

Prévention, à savoir (Selon Canoe.ca santé) *: « La cause la plus courante de l'insuffisance rénale chronique est le diabète sucré (diabète de type 1 ou 2). Cette maladie endommage les petits vaisseaux sanguins, y compris ceux qui se trouvent dans les reins, et il en résulte une insuffisance rénale chronique.*

Voici d'autres causes courantes de l'insuffisance rénale chronique :

- *pyélonéphrite (infection des reins) ;*
- *maladie polykystique des reins ;*
- *maladies auto-immunes, comme le lupus érythémateux aigu disséminé ;*
- *hypertension (élévation de la tension artérielle) ;*
- *obstruction des voies urinaires (attribuable aux infections et aux calculs fréquents) ;*
- *utilisation excessive de médicaments métabolisés par les reins. »*

Nous en reparlerons plus loin.

« Les premières mesures recommandées aux personnes atteintes de défaillance rénale sont des modifications du régime alimentaire. Si les reins n'éliminent plus l'excès de liquide, il faut restreindre l'apport liquidien pour réduire le travail imposé aux reins.
La prévention doit commencer bien avant l'apparition des signes de défaillance rénale. Les personnes présentant des risques élevés d'insuffisance rénale chronique devraient être sensibilisées aux risques potentiels. De plus, elles devraient être renseignées sur les mesures pour éviter l'apparition de l'insuffisance rénale, ainsi que les signes d'avertissement à surveiller. Certes, l'insuffisance rénale chronique ne peut être guérie, mais on peut en réduire les complications et les symptômes dans la mesure du possible. Les suggestions

suivantes aideraient à prévenir l'insuffisance rénale chronique ou à en retarder l'apparition :

- *mesurer régulièrement sa tension artérielle ;*
- *suivre fidèlement les traitements recommandés pour maîtriser les maladies chroniques, comme le diabète, le lupus et l'hypertension ;*
- *ne pas fumer chez les diabétiques ; le tabagisme peut accélérer l'endommagement des petits vaisseaux sanguins dans l'organisme ;*
- *ne pas utiliser de façon abusive les médicaments vendus sans ordonnance*[16] *;*
- *se faire traiter sans tarder dans le cas d'une infection urinaire ou de toute autre affection des voies urinaires. »*

A) Le diabète, facteur majeur de l'insuffisance rénale chronique

« *Je suis une maladie silencieuse, je suis une maladie chronique, je ne guéris pas et je peux faire l'objet de complications graves. Qui suis-je ? Je suis le diabète* ». Docteur Denat diabétologue

Le diabète, affection fortement liée à l'obésité, est une maladie chronique caractérisée par une forte concentration de glucose dans le sang. Bon nombre de cas pourraient être évités avec un mode d'alimentation plus sain, une perte de poids et la pratique régulière d'un exercice physique, notent des experts.

---

[16] N.B. : En 2009, plus d'un médicament sur sept (14 %) vendu en France était un médicament d'automédication. Il faut faire attention à la néphrotoxicité de certains médicaments vendus en pharmacie.

En 2011, 366 millions de personnes dans le monde étaient atteintes de diabète. Ce chiffre pourrait atteindre 552 millions en 2030. Chaque année, 7 millions de personnes supplémentaires développent un diabète. Le marché actuel concernant les médicaments pour diabétiques pourrait pousser de 31 milliards de dollars en 2012 à 48,8 milliards en 2021 (source : audits IMS).

Le diabète de type 1 représente 5 à 10 % des cas de diabète observés dans le monde, et il y aurait 30 millions de personnes souffrant de cette maladie, selon l'Organisation mondiale de la santé (OMS). Cette maladie réduit l'espérance de vie des personnes qui en sont atteintes de 5 à 8 ans.

Il y a aux États-Unis : 29 millions de diabétiques, 4 millions en France et quelque 400 nouveaux cas par jour. Le diabète est caractérisé par la présence d'un excès chronique de sucre dans le sang (hyperglycémie). Il existe deux types de diabète. Le type 1 survient lorsque le pancréas ne fabrique plus d'insuline. Le type 2 est dû à une mauvaise utilisation de l'insuline.

Plus de 3 millions de Français souffrent de diabète. Ce chiffre est en constante évolution. Le diabète est un véritable problème de santé publique et coûte 17 milliards d'euros par an.

« Le diabète est sans doute la plus grave des affections néphropathiques auxquelles nous sommes confrontés » Jean-Claude BARRE a dit ancien président de l'AIRG.

Nord Éclair 22 janvier 2010 : *« Le diabète a des répercussions sur l'œil (c'est la principale cause de cécité chez l'adulte), sur le rein (la majorité des dialysés sont diabétiques). Il provoque aussi une perte de sensibilité (neuropathie) qui conduit à des infections nécessitant amputation (la moitié des amputations chez l'adulte). C'est un engrenage : un ongle incarné ou un caillou dans la chaussure crée une petite plaie qui s'infecte puis l'infection gagne l'os.* »

La première cause de maladie du rein est le diabète. Il est donc important, lorsqu'une personne est diabétique ou à risque de l'être, qu'elle s'alimente correctement et suivre les recommandations médicales. Le contrôle du taux de sucre dans le sang est important. Un autre facteur important est l'hypertension artérielle (haute pression), qui est la deuxième cause de maladies du rein. Une tension artérielle plus élevée que 140/90 de façon continue agresse les reins. Un diabète et une tension artérielle bien contrôlés diminuent les risques de développer des maladies du rein.

Les chiffres sont alarmants, (ils diffèrent parfois selon les sources) ; en 2000, 145 millions de personnes atteintes de diabète sucré (hyperglycémie chronique) étaient recensées. Les estimations de l'OMS prévoient qu'il y en aura 300 en 2025. En France, ce mal concerne déjà 2,5 millions de personnes (en 2004). On considère qu'entre un quart et un demi-million de Français ignorent qu'ils ont un diabète. En fait, environ 600 000 personnes, en France, ignorent qu'elles sont atteintes de diabète : deux millions ont un diabète de type 2 et 200 000 un diabète de type 1.

Plus impressionnant encore, dans le monde on considère que six personnes par minute sont tuées par le diabète. Voilà qui n'est pas rien…

« *Une personne sur deux ignore développer un diabète, d'où l'importance du dépistage. Les mauvaises habitudes alimentaires dans le monde occidental, entraînant l'obésité, elle-même encourageant la sédentarisation, constituent le terreau idéal du diabète de type 2. L'hérédité entre également en ligne de compte.*

Celui-ci s'acquiert avec l'âge, en l'absence d'hygiène corporelle et quand on manque à toutes les préventions déjà indiquées, dont la marche qui est la panacée dans la prévention de nombreuses affections. Médecins, soignants, responsables de la santé publique tirent la sonnette d'alarme depuis des années sur ce phénomène qui croît en France au rythme de 400 malades par jour... » précise ladepeche.fr/article/ le 11 août 2014.

Le diabète impose de surveiller son alimentation. Pour gérer la maladie et ne pas être pénalisé par elle, vous devrez apprendre à connaître la composition et les apports glucidiques des divers aliments que vous consommez journellement.

Bien que le diabète soit différent selon les âges, il convient de dépister périodiquement une éventuelle atteinte rénale chez tout diabétique.

Il faut savoir aussi que le diabète en France représente un coût proche de 17 milliards d'euros, sans compter les coûts indirects : le reste à charge des personnes, la contribution des assurances complémentaires, la perte de productivité résultant des arrêts de travail, des invalidités ou de la mortalité prématurée.

Selon une étude américaine, ces coûts pourraient représenter au moins un tiers du coût total du diabète.

Revue médicale suisse *Réseau Saphir* en 2010 : « *La médecine moderne basée sur les preuves a permis d'approcher la maladie de manière plus rationnelle et scientifique. La recherche clinique a identifié des comportements et des facteurs de risque pouvant favoriser des maladies souvent silencieuses initialement, comme le diabète. Malgré l'impact de ces éléments sur la santé, la perception du risque au niveau individuel reste faible. De plus, les professionnels de la santé ont très souvent une perception différente qui rend difficile la communication du risque au patient. »*

Le diabète de type 1

Le diabète de type 1 (10 à 15 % des diabètes, diabète maigre ou juvénile, ou encore sucré insulinodépendant, celui qui oblige à l'administration d'insuline par voie sous-cutanée) est dû à une destruction des cellules qui fabriquent l'insuline, les cellules béta. L'insuline, hormone vitale indispensable à la vie, manque totalement. Il faut l'administrer au patient et surveiller régulièrement son taux de glycémie, cela durant toute sa vie. Si l'insuline n'est pas contrôlée, le foie fabrique du sucre. Le glucose est filtré à travers les reins mais lorsque le taux de sucre dans le sang dépasse 1,80g/l, le glucose passe dans les urines. Comme le diabétique urine beaucoup et très souvent, il perd de l'eau en urinant et il a soif.

Le diabète de type 1 survient à égalité chez les hommes et les femmes entre 40 et 50 ans de façon brutale (dans 80 % des cas) et parfois avant 20 ans. Il faut savoir que 5 à 7 % des enfants qui ont un parent diabétique risquent de développer la maladie.
Le diabète est sans douleur, bien que le pancréas (dont les sécrétions participent à la digestion) soit détruit. Selon l'encyclopédie *Vulgaris Médical*, les causes déclenchant le diabète sont :

- une infection ;
- un stress intense ;
- un infarctus du myocarde ;
- un traitement à base de cortisone ;
- un phéochromocytome ;

- un dérèglement hormonal (autre que celui de l'insuline) ;
- une grossesse.

Mais attention ! Dans 30 % des cas, il n'y a aucune cause connue.

Produire de l'insuline* sans manger peut conduire au coma hypoglycémique. On doit conserver l'apport calorique global, donc des repas équilibrés, avec des rations énergétiques suffisantes : 15 % jour de protéines, lipides 30 % et glucides 55 %. Si le taux de glucose (glucose qui nourrit le cerveau) dans le sang chute, le cerveau en souffre.
Ce diabète nécessite de toujours disposer d'insuline, d'une seringue et de sucre, le risque étant une hypoglycémie grave (risque d'acidocétose, de pertes de connaissance par manque de sucre, qui peuvent entraîner des troubles sensibles du comportement).
On examine le matin le sucre dans les urines à l'aide d'une bandelette réactive, on détermine le taux de sucre dans le sang et ensuite on injecte régulièrement de l'insuline une à quatre fois par jour. Il faut alors s'organiser (noter tout, enregistrer les problèmes survenus) pour bien équilibrer son diabète, soit calculer et adapter ses apports (le sucre, le pain et les pommes de terres sont très caloriques : un gramme correspond à quatre calories)[17].
Quand le diabète ne peut pas être contrôlé malgré une diète adéquate, la pratique d'une activité physique, il sera nécessaire d'utiliser des médicaments spécifiques selon le type de diabète.

[17] N.B. : Sans l'insuline suffisante, le glucose reste dans le sang en s'accumulant et avec le temps cet excès de glucose cause des problèmes sérieux, comme des lésions dans les yeux, les reins et les nerfs.

Dans celui du type 1, c'est le pancréas qui ne produit pas l'insuline ; il sera donc nécessaire que le patient prenne les doses nécessaires d'insuline pour que son organisme se maintienne à des niveaux stables.

Dans celui du type 2, le plus commun, l'organisme ne peut pas maintenir les niveaux parfaits d'insuline ; quelques patients ayant ce type de diabète ont besoin de l'insuline et du complément de l'autre type de médicament pour que le glucose se maintienne aux niveaux adéquats. La prise de médicaments sera toujours combinée avec une diète équilibrée et adaptée à cette maladie et à la réalisation d'une activité physique, nous précise Médicalsa, téblogspot.

L'injection d'insuline se fait par voie intra-musculaire (tissu sous-cutané) en variant les points d'injection dans les huit heures qui vont suivre, d'où la nécessité de respecter les horaires d'injection, de ne jamais arrêter le traitement et de l'adapter à son activité journalière.

Il est aussi impératif de manger à des heures régulières en consommant des féculents afin d'absorber la dose de glucides nécessaire et tout effort intense doit s'accompagner d'absorption de sucre. Bien sûr l'alcool, drogue dangereusement hypoglycémiante, est à proscrire.

Chez l'enfant et l'adolescent, l'insulinodépendance est difficile à gérer, l'équilibre du diabète difficile à obtenir. Comme le diabète insulino-traité ne guérit pas, il faut donc tenter de s'en prémunir le plus possible.
La solution à l'insulino-dépendance (*insulino-prive*) est la greffe du pancréas.

Bientôt des vaches transgéniques seront capables de produire l'insuline humaine. La greffe pancréatique avance avec succès. Le diabète est une cause nationale. Il faut soulager les diabétiques de leur problème de santé chronique et des ennuis collatéraux qui s'y attachent sur la durée : un impératif urgent.

Les lecteurs de glycémie

Ils analysent le sang et affichent le taux de glycémie : le prélèvement s'effectue avec un autopiqueur muni d'une lancette à usage unique ; la gouttelette de sang prélevée au bout du doigt est déposée sur la bandelette et analysée par le lecteur de glycémie. Le prix moyen d'un lecteur et de 50 bandelettes est d'environ 50 euros et le remboursement peut être obtenu.

Synthèse : Le diabète ou diabète sucré est un trouble du métabolisme du glucose qui perturbe le stockage et l'utilisation par l'organisme de ce carburant nécessaire à son énergie. Le diabète de type 1 se caractérise par la perte des cellules bêta, produisant l'insuline. La néphropathie diabétique affecte les vaisseaux capillaires sanguins des reins, nécessaires pour filtrer le sang. Nous en reparlerons plus loin.

Témoignage médical : « *Une de mes patientes qui traîne un cortège d'ennuis de santé impressionnant vient de déclarer un diabète : J'ai eu la surprise de découvrir une glycémie à 2,5 g/l il y a deux mois.*
J'ai commencé de la traiter avec du glucor, un antidiabétique qui offre l'avantage d'avoir très peu d'effets secondaires... mais qui n'a pas une efficacité redoutable. Ce choix a été fait parce que je pensais que cette valeur était passagère.
Seulement la glycémie n'a pas baissé et elle a consulté son cardiologue deux semaines après (un rendez-vous prévu de longue date) qui n'a pas été tendre avec moi : "On n'est pas

aidé", a-t-il dit à ma patiente, "Que fait donc votre médecin ?".
Et sur la lettre qu'il m'a écrite il y avait : "Je souhaiterais que la patiente prenne une double thérapie conforme aux dernières données scientifiques, qu'elle voie un diabétologue."
Oh le grognon ! Heureusement, je ne me vexe pas pour si peu.
Alors j'ai donné du glucophage que j'ai augmenté un peu selon les résultats, recommandé une réduction du sucre et des féculents... et de la cannelle ! Et la patiente affiche 1,4 g/l de glycémie aux dernières nouvelles (je vise 1,2g/l pour elle) ! Youpi il n'y aura pas de bi-thérapie (deux médicaments différents) du moins pour le moment ; ma patiente en prend déjà tellement ! »
Le journal d'un médecin généraliste (dans *Madamemedecine*)

Le diabète de type 2

Le diabète de type 2 est dit diabète gras de la maturité (85 à 90 % des diabètes) et il est dû à un déficit de fabrication de l'insuline, qui devient moins active lorsque le diabétique est obèse. Cette forme de diabète est beaucoup plus fréquente que le type 1 et survient le plus souvent chez le sujet adulte (après 40 ou 50 ans). Elle est aussi nommée « *diabète gras* » et touche 3 % de la population en France.

Une alimentation peu équilibrée, avec des sucres rapides en excédent (sodas, sucreries, certaines sauces, biscuits…), engendre inévitablement des excès de poids et fatigue les fonctions organiques. Cette mauvaise alimentation, conjuguée à une vie sédentaire, ne fait qu'accroître les risques de développer un diabète de type 2.

L'allongement de la durée de vie dans les pays occidentaux rend encore plus nécessaire un dépistage intensif. Le diabète et les maladies rénales qui lui sont associées représentent une véritable cause nationale de santé publique, dont le coût atteint une moyenne de 4 000 euros par an et par patient, ce qui correspond à un montant annuel de six milliards d'euros pour l'Assurance maladie.

Des comprimés hypoglycémiants peuvent parfois éviter les piqûres d'insuline. Les besoins d'insuline transitoires ou définitifs sont à déceler.

Ainsi, 20 % des Français sont prédisposés (en famille, par le sang) à ce diabète, mais 2 % seulement deviendront diabétiques, suivant que leur pancréas sera légèrement défaillant qu'ils auront ou non un poids raisonnable, qu'ils se dépenseront davantage, afin que l'hyperglycémie reste transitoire. Il reste à savoir qu'un bébé de plus de quatre kilogrammes à la naissance, témoigne d'une maman à risque de diabète dans le temps.

L'excès de cholestérol, l'hypertension artérielle et le tabac sont à éviter, car les excès de toutes sortes conduiront les patients à sécréter trop ou pas assez d'insuline, l'obésité par exemple étant une résistance du corps à l'effet de l'insuline (un kg de graisse = 8 000 calories). Nous voilà donc bien averti.

Le diabétique, lui, ne compte pas essentiellement les calories ; il doit compter les glucides.

Quelques recettes recommandées pour nos ami(e)s diabétiques sont à retrouver dans : http://balade-en-dietetique.

B) Un phénomène de civilisation

Le recours tardif des diabétiques insuffisants rénaux aux néphrologues a un coût humain et financier très élevé. Environ 30 % des diabétiques développent une atteinte rénale évoluant vers une IRCT (phase terminale menant à la dialyse et/ou la transplantation). En France, 20 % de la population présentent une prédisposition au diabète de type 2 et 2 % des diabétiques en sont atteints.
Obésité, sédentarité et hérédité constituent le trio maudit conduisant à des complications graves (cardiovasculaires, rénales…). À la cinquantaine, période de la vie où l'on a tendance à prendre de l'embonpoint, il faut être très vigilant. De 70 à 80 % des diabétiques de type 2 sont obèses.

Dans tous les cas :
1) Il est important de ralentir l'évolution des lésions rénales avec :
- un contrôle glycémique strict (HbA1C à 7 %),
- une surveillance régulière de la protéinurie et de la fonction rénale,
- un contrôle de la pression artérielle et de la CBU.

2) Il faut limiter les facteurs d'aggravation :
- infections urinaires à répétition,
- emploi d'antibiotiques potentiellement néphrotoxiques pouvant favoriser l'apparition d'une néphropathie interstitielle,
- utilisation de produits de contraste en l'absence de réhydratation chez un diabétique avec protéinurie à l'origine parfois d'insuffisance rénale aiguë.

Hypertension, cholestérol et tabagisme sont évidemment des facteurs aggravants. Un régime équilibré et une activité physique adaptée mettront le diabétique sur le bon chemin, s'il veut que son pancréas se mette à produire à nouveau suffisamment d'insuline. Notre bonne santé mérite bien qu'on lui accorde quelques efforts soutenus dans le temps.

Plusieurs vidéos explicatives sur le diabète et l'insuffisance rénale chronique sont à retrouver sur You tube.

Des symptômes à prendre au sérieux

L'atteinte rénale par l'hyperglycémie (ou néphropathie diabétique) est une atteinte spécifique : elle est due à l'atteinte des petits vaisseaux des glomérules du rein. Aujourd'hui le diabète est devenu la cause la plus importante d'IRCT, avant l'hypertension. Bientôt 10 000 diabétiques de type 2 occuperont les centres de dialyse et moins de 500 patients seulement, sur les 200 000 diabétiques de type 1 recensés, évolueront vers la dialyse rénale.
Il faut savoir que 30 % des dialysés en France sont diabétiques. Le coût du diabète est estimé à 5.4 milliards d'euros (soit 35 milliards de francs). Les séjours hospitaliers des diabétiques sont onéreux (1 800 à 6 400 euros/an), sans compter la dialyse.

La néphropathie diabétique est devenue une épidémie mondiale dont la prévalence a doublé entre 1990 et 2000. Aux Etats-Unis, 45 % des patients souffrent d'insuffisance rénale chronique terminale. Ils ont généralement un indice de masse corporelle et une pression artérielle plus élevés que la moyenne, un rapport protéinurie/créatininurie anormal, une anémie et un risque cardiovasculaire plus sévères.
Pour ralentir la vitesse de dégradation de la fonction rénale, voici quelques points clés :

- arrêt du tabac ;
- contrôles lipidique (LDL (inférieur à un g/l), HDL, triglycérides), glycémique et de la tension artérielle (inférieure ou égale à 13/8) ;
- traitement de l'anémie et abaissement de la protéinurie.

Les diabétiques sont peu informés du risque d'insuffisance rénale, parce que les associations de patients sont également peu transversales dans les faits.

Saviez-vous que le diabète est la principale cause de défaillance rénale dans le monde développé ? Si vous êtes atteint du diabète, savez-vous comment réduire vos risques d'insuffisance rénale ? En savoir plus sur Doctissimo à propos de l'insuffisance rénale du diabétique.

Ce vaste sujet est au cœur de l'information fournie par la Ligue Rein & Santé et sa revue *Rein-échos* à ses lecteurs, notamment lorsque s'ajoute au diabète une quelconque défaillance rénale, le diabète étant la cause majeure des maladies rénales chroniques. C'est pourquoi nous y faisons référence.[18]
Vous devez penser aux réseaux de santé régionaux spécialisés pour vous informer, sans oublier les plus impliqués : l'Association française des diabétiques, 58 rue A. Dumas 75011-Paris en 2014, avec une revue intéressante nommée *Équilibre (bien vivre son diabète*), puis la Ligue des diabétiques de France, 37 avenue Norman-Prince 64 000-Pau, et enfin Aide aux jeunes diabétiques, située 3 rue Gazan 75014-Paris.

Enfin, il faut lire : *Comment vivre avec un diabétique* du professeur G. Tchobroutsky et du docteur Yves Traynard aux Éditions Josette Lyon 2000). Dans la collection « Docteur,

[18] N.B. : Les professionnels de la santé concernés par le diabète sont principalement : le généraliste, le diabétologue, le cardiologue, l'ophtalmologue, le néphrologue, le biologiste, le pédicure-podologue, l'infirmière, le psychologue, l'assistante sociale. Profitez des conseils (pour le diabète de type 2) donnés sur un site Internet très complet : revediab.asso.fr. Autre site Internet indispensable aux diabétiques : diabetenet.com.

dites-moi tout ! », il faut lire *: Je suis diabétique. Dois-je protéger mes reins ?par* les auteurs Daniel Cordonnier, Joseph Fourier.et Françoise Rey. L'avant-propos est du Professeur Serge Halimi, diabétologue.

Une alimentation à faible index glycémique aiderait les personnes atteintes du diabète de type 1 et de type 2 à contrôler le taux de sucre dans leur sang. De nouveaux traitements du diabète de type 2 présentés récemment ont été développés à partir de la découverte (déjà ancienne) d'hormones intestinales, les incrétines, permettant d'améliorer le métabolisme du glucose au moment le plus opportun : les repas[19].

Les chiffres « *normaux* » de la glycémie sont les suivants :

1. Glycémie à jeun comprise entre 0,70g/l et 1,10 g/l.
2. Glycémie après un repas : entre 1 et 1,4 g/l deux heures après un repas.
3. Selon l'OMS, le diabète est évoqué lorsque la glycémie à jeun est supérieure ou égale à 1,26 g/l. Il est conseillé de vérifier ce chiffre une seconde fois afin d'avoir deux dosages de la glycémie.
4. L'hémoglobine glyquée :

---

[19] N.B. : * *« 2,8 millions de Français sont atteints d'un diabète de type 2 ou non insulino-dépendant (ou "diabète gras"). Cette fois-ci, l'insuline est sécrétée en quantité suffisante, mais elle manque d'efficacité pour réguler le taux de sucre dans le sang. Le surpoids, la sédentarité et le syndrome métabolique constituent des facteurs de risque. Le traitement repose essentiellement sur un régime alimentaire approprié et sur la prise de médicaments antidiabétiques par voie orale. Les injections d'insuline sont utilisées en dernier recours.*
Diabète insulino-dépendant ou diabète de type 1. C'est le cas pour 10 % des diabétiques, soit environ 150.000 Français. Même si l'on peut être atteint de diabète de type 1 à tous les âges, il apparaît le plus souvent durant l'enfance, d'où son autre nom de "diabète juvénile".
Le traitement repose sur l'administration d'insuline (le plus souvent par des injections). » Femme.fr sur MSN

- L'hémoglobine glyquée ou HbA1c évalue la glycémie moyenne des trois à quatre mois précédents son dosage sanguin. Elle représente un indice rétrospectif et cumulatif de la glycémie de cette période.
- L'hémoglobine glyquée se définit également comme la mémoire du contrôle glycémique alors que la glycémie apporte une information à un instant donné.
- L'hémoglobine glyquée est un indice permettant d'évaluer l'efficacité du traitement du diabète ainsi que les risques de voir apparaître des complications.
- Le dosage sanguin de l'hémoglobine glyquée doit être effectué trois à quatre fois par an environ.
- Plus le taux de sucre dans le sang a été élevé au cours des trois derniers mois et plus la valeur de l'hémoglobine glyquée sera élevée.
- Le taux normal de l'hémoglobine glyquée se situe entre 4 et 6 % de l'hémoglobine totale.
- Pour les personnes diabétiques, le taux de l'hémoglobine glyquée doit être inférieur à 7 % :
- Un taux inférieur à 7 % témoigne du bon équilibre du diabète.
- Un taux supérieur à 7 % signifie que les risques de complications sont importants.

Sante-medecine.comment ça marche, nous dit : « *Plus ce taux est élevé et plus les risques de voir survenir ces complications sont importants.* »

On compte dans le monde plus de 230 millions de diabétiques aujourd'hui ; on en prédit 350 millions d'ici 20 ans. Aux États-Unis, près de 24 millions de personnes ont un diabète, dont 5,7 millions non diagnostiqués. On estime à 40 % la proportion de diabétiques suivis n'atteignant pas la valeur-cible souhaitable recommandée du taux sanguin d'hémoglobine glyquée (HbA1c) inférieure à 7 %. Cette donnée rétrospective estime la qualité de l'équilibre du diabète au cours des deux à trois mois précédents. Combien de personnes parmi eux ont une IRC non diagnostiquées ? En effet, il y a une pluie de chiffres à analyser, à valider de diverses origines, avec souvent de larges fourchettes qui annihilent leur grande fiabilité.

L'augmentation de la prévalence du diabète, le vieillissement de la population et l'allongement de l'espérance de vie des malades expliquent l'augmentation de ces effectifs. Le nombre de diabétiques progresse de 110.000 personnes par an en France, selon la CNAMTS.

En 2007, la France comptait 2,5 millions de personnes diabétiques, soit 40 % de plus qu'en 2001. Selon l'Assurance maladie, les dépenses de soins pour ces malades augmentent d'un milliard d'euros par an. En 2007, elles culminaient à 12,5 milliards d'euros, soit plus de 9 % des dépenses de soins de l'Assurance maladie. Les médicaments représentaient plus d'un quart des remboursements aux patients diabétiques, soit 3,4 milliards d'euros.

Chaque année, les remboursements de soins pour les personnes diabétiques progressent d'un milliard d'euros environ. En 2007, ils atteignaient 12,5 milliards d'euros soit plus de 9 % des dépenses de soins de l'Assurance Maladie avec une hausse de 80 % depuis 2001 (chiffre donc confirmé). La hausse des dépenses s'explique principalement par l'augmentation des effectifs traités et l'intensification des traitements.

L'hôpital constitue, en 2007 comme en 2001, le premier poste de dépenses pour les soins des patients diabétiques, avec 4,7 milliards d'euros au total. Sur la période, il a progressé de plus de 50 %, représentant un montant remboursé d'environ 2 000 € par diabétique traité. Au second rang, les dépenses de médicaments regroupent plus d'un quart des remboursements aux patients diabétiques, soit 3,4 milliards d'euros en 2007.

En moyenne, un patient diabétique bénéficie de plus de 1 400 € de remboursements de médicaments sur l'année au moment où s'écrit cet ouvrage. Les chiffres ne sont que des ordres de grandeur ; ils se contredisent parfois (on ne saurait les prendre à la lettre).

L'Open data sera précieux pour recouper ces dépenses de l'assurance maladie et voir leurs inflexions dans le temps, avec l'espoir d'un dépistage précoce associé à beaucoup plus de prévention.

Le diabète, rappelons-le, c'est 2,5 millions de malades traités et des dépenses en progression de 1 milliard d'euros par an. (AFP) Paris. « *Les remboursements de soins pour les 2,5 millions de diabétiques traités progressent chaque année d'un milliard d'euros environ, atteignant 12,5 milliards d'euros en 2007, soit plus de 9 % des dépenses de soins de l'Assurance maladie. La hausse de ces dépenses - de 80 % depuis 2001 (12,5 mds contre 7,3 mds en 2001) - s'explique principalement par l'augmentation des diabétiques traités et l'intensification de leurs traitements, a souligné jeudi la caisse nationale de l'Assurance maladie.*

Deux millions et demi de personnes sont traités en France pour un diabète, selon des chiffres de 2007 déjà connus, ce qui correspond à un bond de 40 % par rapport à 2001 (1,8 million), relève la Cnam. Le suivi médical de ce diabète s'améliore, sans être au top, d'après l'étude Entred 2001-2007 (www.invs.sante.fr) : la surveillance de la fonction rénale (dosage de l'albumine urinaire), que le diabète peut altérer, n'est pratiquée que chez 28 % des patients et seule la moitié (49 %) bénéficie d'une consultation ophtalmologique annuelle.

L'Assurance maladie juge "primordial de développer la prévention, de la maladie elle-même et de ses complications ».

Commentguérir.com dit : « *L'alcool est transformé dans le corps humain de la même façon que se transforment les graisses, et il fournit presque autant de calories. Par conséquent, la consommation d'alcool chez les personnes atteintes de diabète peut causer l'augmentation de la glycémie. Si le diabète et le taux de glycémie sont bien contrôlés, le patient peut boire de l'alcool mais de temps à autre avec respect du régime alimentaire suivi car un verre d'alcool peut être considéré comme équivalant à deux fois sa quantité en matières grasses.* » Oui mais c'est bien compliqué car on peut lire aussi ceci et c'est donc déroutant pour nous…

Selon Maxisciences : « *France – Selon une étude française publiée dans le* European Journal of Clinical Nutrition*, les personnes buvant de l'alcool de façon modérée sont globalement en meilleure santé que celles qui n'en consomment pas du tout ou beaucoup. Cependant, les scientifiques n'affirment pas que l'alcool soit bon pour la santé. Il s'agirait plutôt d'un effet indirect, notamment dû à un stress moindre ainsi qu'à une meilleure vie sociale.* »

Pour résumer de façon simpliste, d'après le Dr Hansel responsable de l'étude : « *Boire pour la santé, non, boire un petit peu pour le plaisir, oui.* »

Le tabac est nocif pour la santé et détruit notre fonction rénale. De manière générale, notre alimentation condamne nos organes : trop de sel, de sucre, de viande, de… trop c'est trop ! De là à se priver de tout…

C) L’hypertension maladie

La tension artérielle est tout simplement la mesure du flux sanguin circulant dans nos vaisseaux.
On est dit qu’il y aura en 2025 un milliard 56 millions d’hypertendus dans le monde. L’hypertension artérielle (sans cause connue) touche environ 10 à 15 % de la population française. Elle se soigne, mais ne se guérit pas (sauf certaines formes).

Ce tueur silencieux, cette maladie qui s’ignore, concerne huit millions de personnes en France (70 % des hypertendus ont plus de 60 ans), dont trois millions insuffisamment contrôlés et deux qui l’ignorent. « *Elle n’est reconnue et traitée que chez neuf femmes sur dix et trois hommes sur quatre.* » Votre tension et votre âge, sont deux facteurs de risque à ne pas négliger (on lui doit 180 000 décès/an) ; quoique difficile à obtenir, la baisse de la pression artérielle protègera vos reins.

Il n’y a pas de cause unique de l’hypertension, mais des facteurs de risque dus à notre mode de vie. Il ne faut pas prendre pour de l’hypertension des chiffres de pression artérielle élevés lors d’une émotion passagère, un stress dû à la peur de la blouse blanche. Si le stress fait monter parfois la pression artérielle (la tension), il n’est pas à l’origine de l’hypertension. En fait les normotendus ont moins de 14/9 au repos. C’est quand l’on passe au-delà que l’on doit véritablement s’inquiéter.

Sur Allodocteurs, *on apprend que: « Aujourd’hui on sait que la pression artérielle de nos 50 ans conditionne la qualité de nos neurones à 80 ans. Et ce bénéfice est difficile à palper, y compris pour les médecins.*

Souvent la question de l’arrêt du traitement n’est pas abordée avec le médecin. On sait que dans ces maladies chroniques y compris des maladies plus graves post-transplantation par exemple, les patients arrêtent leur traitement dans une proportion qui se situe entre 30 et 40 % ou le prennent de manière incomplète. On parle d'observance au traitement dans l'hypertension s'ils prennent 80 % de leur traitement. »

Notre tension correspond à l'onde de pression transmise par les contractions myocardiques ; l'une en haut de l'onde (systole) est la pression systolique, l'autre en bas de l'onde (diastole) est la pression diastolique. Le pouls correspond lui au nombre de battements du cœur par minute. (l'hypotension est une pression artérielle considérée comme trop basse, donc le contraire de l'hypertension).

Utilisons, maintenant, les données fournies par les médias électroniques sur ce problème de santé.

L'ophtalmologiste détecte l'hypertension de son patient lors d'un examen de fond d'œil des signes de retentissement, au niveau de la rétine. Votre médecin traitant peut vous demander de modifier vos modes de vie et après consultation vous indiquer le traitement approprié. Il y a des médicaments spécifiques à l'hypertension (anti- hypertenseurs), mais pas de traitements qui peuvent convenir à tous les patients :
- Diurétiques
- Anti-hypertenseurs centraux ;
- Bêta-bloquants ;
- Alpha-bloquants ;
- Inhibiteurs calciques ;
- Inhibiteurs de l'enzyme de conversion IEC ;
- Antagonistes des récepteurs de l'angiotensine.

Un traitement efficace sera de fait constitué de soins à la carte, et ce traitement évoluera au fil du temps, afin d'éviter le risque cardio-vasculaire. Seul votre médecin traitant peut vous prescrire les doses, qui augmenteront ou diminueront suivant l'évolution de votre hypertension. Il y a de l'hypertension sévère dans « hypertension maladie » mais il faut considérer également que 30 % des personnes de plus de 65 ans sont hypertendus : les artères vieillissent et durcissent…

Naturellement hypertension et diabète font bon ménage et l'hypertension est deux fois plus fréquente chez les diabétiques de type II (insulino-dépendant). Pour prévenir les complications cardio-vasculaires, il n'y a que le contrôle de la glycémie et le traitement de cette hypertension. Ramener la pression artérielle à 13/8 est nécessaire pour un sujet diabétique. Attention ! l'hypertension artérielle (>16 /9 cm Hg) peut conduire à l'IRC.

L'hypertension est facteur :

- d'insuffisance cardiaque,
- d'accident vasculaire cérébral,
- d'infarctus,
- d'atteinte coronaire,
- d'insuffisance rénale.

Ce sont des complications que tout un chacun se doit d'éviter. Vous deviendrez à moyen terme expert concernant votre maladie en surveillant votre hypertension et en suivant à la lettre votre traitement. Le patient hypertendu qui prend sa tension à domicile améliore potentiellement son suivi et sa survie, selon une étude américaine.

La personne âgée peut, compte tenu de l'effet indésirable de certains médicaments, avoir une chute de tension lourde de conséquences (cause de fracture du col du fémur) : surveiller sa tension reste prudent à tout âge.

Si vous êtes jeune et que votre hypertension persiste, il ne faut pas hésiter à demander à votre généraliste référent de vous faire consulter un « hypertensiologue », un cardiologue, un néphrologue avant qu'il ne soit trop tard. Un scanner, un doppler, une échographie peuvent vous être proposés pour étudier le fonctionnement des artères qui irriguent vos reins ou de vos glandes surrénales. Une prise en charge précoce, ce sera des ennuis en moins. Soyez vigilants et restez le plus longtemps possible « *normotendu* ».

Quelques mesures hygiéno-diététiques pour réduire l'HTA :

- Réduction pondérale en cas de surcharge.
- Réduction de la consommation d'alcool et/ou de tabac.
- Réduction de la consommation de sodium (5 à 6 g de sel par jour).
- Augmentation de l'activité physique lorsqu'elle est insuffisante (obésité).
- Réduction de la consommation des lipides alimentaires saturés.
- Réduction du stress et d'anxiété et aggravants : diabète, maladies rénales.

Il est notoire que pour lutter contre l'hypertension il faut diminuer le sel de notre alimentation (sans l'éliminer totalement) et naturellement lutter contre l'alcoolisme et le tabagisme.
Lorsque les reins sont affaiblis, la pression artérielle est mal régulée. Privilégier une alimentation saine et une activité physique régulière permettra de se prémunir contre ces risques d'hypertension.

L'hypertension cause-t-elle l'insuffisance rénale ou cette dernière est-elle un facteur de l'hypertension ? Comme l'un ne va pas sans l'autre, il est bon pour l'hypertendu de se soigner pour ne pas abîmer son fonctionnement rénal.
La moitié des plus de 65 ans est hypertendue et 50 % des plus de 70 ans ont une tension au-dessus de 140. À un âge

avancé (plus de 70 ans), l'insuffisance rénale et l'hypertension iront de pair ; nous ne l'ignorerons pas.

« *Le rein est un organe qui intervient de manière extrêmement étroite dans la régulation de la pression artérielle* » selon le Pr. Diouf. Mais attention ! Dans 20 % des cas, l'hypertension résiste au médicament prescrit, et dans 95 % aucune cause claire n'est trouvée.
Pour en savoir plus, consulter hypertension-online.com.

Pression artérielle rappel :	Systolique	Diastolique
Optimale	<120	<80
Normale	<130	<85
Normale haute	130 – 139	85 - 89
HTA légère	140 – 159	90 – 99
HTA modérée	160 – 179	100 – 109
HTA sévère	<180	>110

Selon une étude américaine de Santé publique auprès d'un échantillon de 4.810 personnes, selon Citizen Doctor numéro 600 : « *Chez des sujets de 32-59 ans, suivis pendant 8-10 ans, une durée de sommeil </= six heures/nuit est associée à un doublement du risque d'hypertension artérielle.* » Gangwisch & Coll., Hypertension online, 3 avril 2006.

Le dépistage du diabète et de l'hypertension est très importants, notamment quand les deux se conjuguent, si l'on veut éviter ou ralentir l'insuffisance rénale et notamment la cohorte très importante des Affections de longue durée (ALD).

Un petit problème est dû souvent au recours à l'auto- mesure de sa tension artérielle, à partir de matériels agréés vendus en pharmacie, qui ne donnent pas toujours le même relevé d'un appareil à l'autre, notamment quand la tension est prise au bras ou au poignet, et souvent une tension s'affiche un peu différente, pour la même personne, quand elle est mesurée à l'hôpital (effet blouse blanche), ce qui fait que la plage de mesure reste assez souple, alors qu'elle est souhaitée assez précise (bien qu'avec des seuils fluctuants ces dernières années, seuil passé de 14 à 13), d'où la nécessité de répéter les prises de tension artérielle pour avoir une moyenne sur la journée fiable. Il faut savoir que dorénavant certains réseaux de santé vous prêtent un appareil fiable pour mesurer votre tension et apporter vos résultats sur la journée et la semaine auprès de votre médecin traitant : un très bon moyen de prévention.

On pensait également que la solution pour maîtriser la tension artérielle pouvait consister en une petite intervention chirurgicale. En fait, les résultats contradictoires sont légion en ce qui concerne l'efficacité de la dénervation rénale pour maîtriser une hypertension artérielle résistante.

« *La revue The Lancet a récemment publié une série sur la santé et le vieillissement qui constate une grande lacune des systèmes de santé pour résoudre les défis liés au vieillissement de la population au niveau mondial. La hausse de la fréquence des maladies chroniques et la baisse de la qualité de vie sont en passe de devenir un défi majeur pour la santé publique, du fait du vieillissement global de la population...*
L'augmentation de l'espérance de vie est largement due à la baisse de mortalité due aux maladies cardio-vasculaires (accidents vasculaires cérébraux et cardiopathies ischémiques), essentiellement dans les pays à revenus élevés : meilleures conditions de santé, réduction du tabagisme et de l'hypertension artérielle, amélioration de la couverture et efficacité des interventions sanitaires, etc...

Pour autant, l'augmentation de la longévité grâce à l'amélioration des conditions de santé ne signifie pas que les personnes les plus âgées restent bien portantes toute leur vie...
Les auteurs de la série constatent néanmoins que le défi du vieillissement de la population ne se limite pas au secteur de la santé. Les stratégies à mettre en place doivent s'efforcer de mieux prévenir et prendre en charge les maladies chroniques, en proposant des soins de santé à la portée de tous les adultes âgés et en tenant compte de l'environnement physique et social des malades.

Quelques exemples :
- *encourager les seniors à poursuivre leurs activités professionnelles, par exemple en levant les taxes dissuadant de travailler après l'âge de la retraite ;*
- *mettre l'accent sur le dépistage précoce et la prévention des maladies chroniques, plutôt que sur le traitement ;*
- *mieux utiliser la technologie à disposition, par exemple des cliniques mobiles pour les populations rurales ;*
- *former les personnels de santé à la prise en charge des multiples affections chroniques. »*

Sur Silveréco.fr le 18.11.14.

Le Dr Chatterji, également du Département Statistiques sanitaires et systèmes d'information à l'OMS, rajoute : *« Nous devons collectivement regarder au-delà des coûts associés couramment au vieillissement pour réfléchir aux avantages que peut apporter à l'ensemble de la société une population âgée en meilleure santé, plus heureuse et plus productive ».*

Lorsque nous aurons vaincu l'hypertension artérielle, nous aurons fait un très grand pas pour l'IRC.

Nous voilà donc arrivé à la fin de ce premier ouvrage, que nous compléterons par deux autres :

- L'un nous permettra de réagir préventivement à la dégradation de la fonction rénale, via un dépistage de nos éventuelles maladies rénales le moment venu, notamment si nous sommes des personnes à risque (hérédité, grand âge).
- L'autre nous aidera à bien appréhender ce qui deviendra peut-être un jour pour certains une mise en dialyse ou une transplantation rénale, devenues nécessaires et évidentes.

Fort de ces lectures vous pourrez peut-être vous éviter ou affronter mieux (nous l'espérons) ces graves problèmes de santé, que l'on voit difficilement nous concerner directement, mais cela jusqu'au jour d'un diagnostic -parfois trop tardif-, hélas !

Nos reins sont des bijoux précieux méconnus. Vous avez, comme nous, un peu mieux compris leur rôle minutieux et vous saurez maintenant les conserver dans un écrin, que l'on nomme « *bonne hygiène de vie* » ; c'est déjà un très bon premier pas. Bravo !

« *Vous voulez garder la forme ? Vous savez sans doute que pour cela il faut dormir 8 heures par nuit, manger sainement, pratiquer une activité physique régulière, savoir s'organiser, éviter les sources de stress, se ménager des plages de repos, apprendre à respirer, savoir dire non à toute sollicitation excessive (part de tarte supplémentaire, virée tardive entre amis, sport intense après une nuit blanche)... Bref, si la lecture de ces lignes provoque en vous un soudain coup de stress, c'est normal. Cependant, grâce aux objets connectés qui existent aujourd'hui pour nous aider à prendre soin de nous, vous allez voir les choses d'un autre œil !*

Avant de vouloir retrouver la forme, il faudrait déjà savoir comment se comporter au quotidien et ce qui se passe dans notre corps. » Profitez des innovations. Orange par exemple vous propose sur son site : Un esprit 2.0 dans un corps sain.

En faisant cela et en utilisant ces nouveaux objets connectés à votre bien-être, vous pourrez éviter une (ou plusieurs) maladie chronique silencieuse et donc souvent sournoise. Le progrès a souvent du bon.
Rendez-vous pour la suite au livret n° 2 « *Prévenir et dépister* »… Il nous reste encore beaucoup de choses à vous dire.

Lecture recommandée : *Vivre avec une maladie des reins,* éditée par l'association L.I.E.N. à Marseille. Il existe aussi des BD pour enfants sur le sujet (explicatives et réussies).

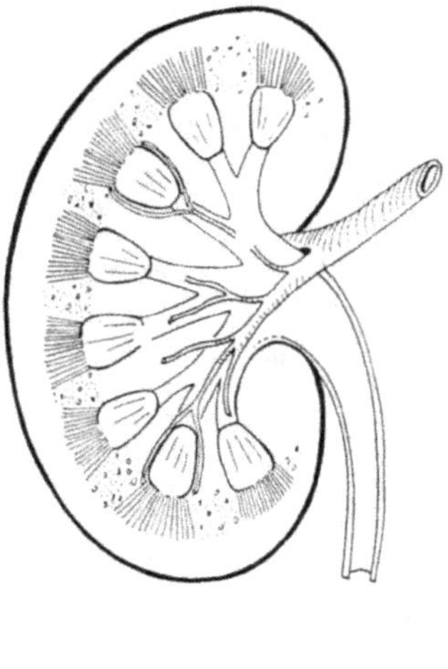

Nous remercions nos contributeurs et sponsors : BAXTER, B.M.S., GENZYME. Les médecins qui nous parrainent.

Santé et Médecine

aux éditions L'Harmattan

Dernières parutions

ACCOMPAGNEMENT (L') DU PATIENT HOSPITALISÉ DANS L'EXERCICE DE SA SEXUALITÉ
Pour que le patient «sexe prime»
Aurrens Arnaud
Cet ouvrage interroge le rôle de l'infirmier et son évolution face à un besoin fondamental des patients, qu'est la sexualité et dont l'intimité est fragilisée par une hospitalisation longue ou régulière. Au travers d'une enquête auprès de l'ensemble de la profession soigante et d'entretiens recueillis auprès de professionnels, il tente d'éclaircir le malaise de la profession infirmière sur la thématique sexuelle.
(14.00 euros, 136 p.)
ISBN : 978-2-343-04884-0, ISBN EBOOK : 978-2-336-36463-6

NOUVELLES (LES) FIGURES DU PATIENT
Pour une autre philosophie
Tanti-Hardouin Nicolas - Préface de Jean-Robert Harlé
De la figure emblématique de l'*homo medicus* chère aux économistes de la santé, aux malades en fin de vie en soins palliatifs, en passant par les malades mentaux, la figure du patient s'est nettement transformée sous les aspirations de multiples secteurs du monde biomédical, de la santé publique et de la société elle-même. Les mutations sociales impactent fortement les mondes du soin, le regard et les représentations qu'on a du patient et la pratique clinique elle-même.
(Coll. Éthique et pratique médicales, 18.00 euros, 184 p.)
ISBN : 978-2-343-04760-7, ISBN EBOOK : 978-2-336-36427-8

STATIQUE (LA) ET SES SECRETS À L'USAGE DES OSTÉOPATHES
Bertora René
Cet ouvrage offre un regard unique et original sur la statique vertébrale et permet d'effectuer un diagnostic vrai sur tous ses déséquilibres (hernies discales, gonalgies chroniques, lumbagos, ...) Il s'agit d'une méthode exclusive qui parle de points fixes, de points mobiles, de bras de leviers; d'autant de principes mécaniques qui existent sur terre dont le corps humain est le représentant. La compréhension des principes énoncés peut servir de référence à toute thérapeutique axée sur l'harmonie et l'équilibre du corps. (Nombreux schémas et illustrations en couleur.)
(20.00 euros, 168 p., Quadrichromie)
ISBN : 978-2-343-04735-5, ISBN EBOOK : 978-2-336-36300-4

« AGATHE EST DANS LES FLEURS »
Accompagner et soutenir les parents et leurs familles dans le deuil périnatal
Lavroff-Teissiere Erika
À travers une perspective d'espoir et de réelle solidarité, ce livre nous convie à partager avec respect et dignité l'intimité du deuil de parents, ainsi que l'accompagnement humain de professionnels de santé, autour de la mort d'un enfant. Plus qu'un manuel de psychologie, cet ouvrage cherche à rendre hommage à ces enfants décédés et à leurs parents, ainsi qu'à faire reconnaître aux familles et à la société la réalité de cette douleur si profonde de la perte d'un enfant.
(19.00 euros, 196 p.)
ISBN : 978-2-343-04253-4, ISBN EBOOK : 978-2-336-36355-4

TÊTE (LA) EN DÉSORDRE
L'exposition prénatale à l'alcool
Dartiguenave Catherine, Toutain Stéphanie
Comment accueillir un enfant porteur de troubles liés à une alcoolisation pendant la grossesse ? Quatre familles racontent leur histoire : elles ont dû faire preuve de trésors d'inventivité et ont dû puiser dans leurs ressources intérieures tout en recherchant de l'aide, pour relever ce défi. Un dernier chapitre, davantage théorique, s'adresse plus particulièrement aux professionnels de l'enfance qui souhaitent approfondir leurs connaissances sur le sujet.
(25.00 euros, 240 p.)
ISBN : 978-2-343-04792-8, ISBN EBOOK : 978-2-336-36409-4

QUESTIONS DE MIGRATIONS ET DE SANTÉ EN AFRIQUE SUBSAHARIENNE
Sous la direction d'Yves Charbit et Teiko Mishima
Des experts français et japonais, spécialistes des migrations internationales ou de la santé en Afrique subsaharienne, se sont réunis en 2014 à Osaka pour faire le bilan de leurs recherches. Ils y associent en particulier démographie, épidémiologie, anthropologie, géographie, droit et science politique. Si leurs recherches convergent, les spécificités des contextes mettent en évidence la nécessité de contextualiser les analyses des comportements des individus migrants.
(Coll. Populations, 25.00 euros, 242 p.)
ISBN : 978-2-343-04674-7, ISBN EBOOK : 978-2-336-36344-8

ÉCRITS ÉPISTÉMOLOGIQUES SUR L'ANATOMIE DU XVIe AU XIXe SIÈCLE
Gros Gilles
Partant de l'héritage anatomique de l'Antiquité et du Moyen Âge, l'auteur nous invite à découvrir l'effervescence épistémologique dont l'anatomie fut l'objet du XVIe au XIXe siècle, accédant ainsi à un statut de science souveraine. Il nous révèle combien l'anatomie a marqué de son influence toutes les sphères de la connaissance et des arts, marquant de son sceau la civilisation occidentale.
(Coll. Acteurs de la Science, 35.00 euros, 344 p.)
ISBN : 978-2-343-05094-2, ISBN EBOOK : 978-2-336-36435-3

MONDE (LE) DES MICROBES
Fascinant, redoutable, rebelle
Eben-Moussi Emmanuel
Cet ouvrage retrace l'histoire de la découverte des microbes et de certaines maladies infectieuses. Puis, l'auteur questionne les Sociétés du Vivant et en particulier l'Homme dans la cogestion de son environnement et donc ses comportements à cet égard. Il analyse les difficultés de la lutte contre les différents visages du péril infectieux. Voici l'étude d'un monde fascinant, redoutable et rebelle, trop souvent réduit à une des plus grandes peurs de l'Humanité.
(24.50 euros, 248 p.)
ISBN : 978-2-343-04560-3, ISBN EBOOK : 978-2-336-36223-6

CARACTÉRISTIQUES DENTO-CRÂNIO-FACIALES DES HOMININÉS
Combes Fruitet Elsa
Ce livre décrit les caractéristiques crâniennes, faciales et dentaires des Homininés jusqu'à Homo Sapiens, en soumettant des hypothèses d'évolution en fonction du climat, de l'alimentation ou encore de l'apparition de la culture et établit des comparaisons entre différents Homininés. L'auteur, chirurgien-dentiste, crée une corrélation entre l'héritage de certains caractères ancestraux et la pratique clinique de l'odontologie.
(Coll. Médecine à travers les siècles, 11.50 euros, 94 p., Illustré en noir et blanc)
ISBN : 978-2-343-04532-0, ISBN EBOOK : 978-2-336-36056-0

À L'ÉPREUVE DU HANDICAP, NOUVEAU REGARD SUR LA VIE
Témoignage
Rebillard Cécile
« J'ai beaucoup mûri en plus de devenir plus responsable. Je vois les choses autrement. » (...) « Accepter la maladie et le handicap a reprogrammé mon cerveau à voir la réalité en face. » Ces réflexions de l'auteur, au fil du récit, sont troublantes tant elles mêlent le sentiment intime au collectif. Comme dans *Numéro 9* (L'Harmattan, 2013) et par-delà le quotidien peu ordinaire de son enfant, Cécile Rebillard lève le voile sur le tabou qui existe encore de nos jours à propos du handicap.
(Coll. Récits de vie, série Santé et Maladie, 14.50 euros, 138 p.)
ISBN : 978-2-343-04455-2, ISBN EBOOK : 978-2-336-36074-4

MORT (LA) DANS L'ÂME
Le travail du Tré-Pas en Soins Palliatifs
Quitaud Gérald - Préface Roland Gori
Accompagner la fin de vie ne se résume pas à proposer aux sujets une escorte médicale exemplaire et compétente. Dans la promiscuité de la mort et la vieillesse rien ne peut se substituer à une certaine éthique de la rencontre pour tenter de résorber l'écart existant entre la conscience des mourants et celle des survivants. Ainsi, cette nouvelle approche de relation d'aide se propose de recourir au processus du « Très-pas ». Le but est de repérer dans l'expérience trois pas distincts et associés, permettant à certains d'accomplir leurs vies et à d'autres de se rassembler autour de ce rite initiatique.
(Coll. La gérontologie en actes, 23.00 euros, 228 p.)
ISBN : 978-2-343-03245-0, ISBN EBOOK : 978-2-336-36012-6

GUIDE DES SIGLES ET AUTRES ACRONYMES

Giroux Laurent

Les sigles, notamment dans le secteur social et médico-social, initialement fait pour faciliter la compréhension, la compliquent aujourd'hui, de par leur très grand nombre. Afin de faciliter la tâche des étudiants, des salariés des établissements et services sociaux, des bénévoles des associations, des élus, du personnel des administrations du service public et du public en général, ce guide rassemble plus de 6100 sigles.

(Coll. Défis, 20.00 euros, 278 p.)

ISBN : 978-2-343-04682-2, ISBN EBOOK : 978-2-336-36158-1

MAL DE MÈRE ET MAUX D'ENFANTS

Robert Jacques - Préface d'Olivier Revol

S'appuyant sur quarante ans d'expériences cliniques, Jacques Robert, pédiatre, décortique ici les maladies les plus fréquentes du petit enfant. Son but est d'accompagner les mères pour une prise en charge de l'enfant, quand celui-ci n'est pas comme d'habitude : - Pourquoi mon bébé pleure-t-il ? - L'éruption dentaire est-elle responsable de pathologie ? Faut-il diversifier précocement l'alimentation ? Que faire avant de consulter le médecin si mon enfant tousse, a de la fièvre, mal au ventre... ?

(Coll. Éthique et pratique médicales, 17.00 euros, 172 p.)

ISBN : 978-2-343-04066-0, ISBN EBOOK : 978-2-336-35927-4

LOI ET ADDICTION

Quand l'addiction impose sa loi, quelle loi pour l'addiction ?

Christian Colbeaux (dir.)

La stigmatisation des substances psychotropes n'empêche pas l'industrie d'abreuver nos concitoyens de benzodiazépines, toutes aussi addictives. La loi républicaine serait-elle clivée ? Les lois édictées de par le monde font la fortune de mafias qui menacent la démocratie. Quelle législation pour l'addiction ? Le langage instaure l'être parlant comme sujet au désir, dont la satisfaction ne peut être qu'interdite. Donc manquée, assurant ainsi la pérennité de la quête de jouissance. L'addiction déroge-t-elle à la loi symbolique ?

(16.50 euros, 164 p.)

ISBN : 978-2-343-04295-4, ISBN EBOOK : 978-2-336-35783-6

L'HARMATTAN ITALIA
Via Degli Artisti 15; 10124 Torino

L'HARMATTAN HONGRIE
Könyvesbolt ; Kossuth L. u. 14-16
1053 Budapest

L'HARMATTAN KINSHASA
185, avenue Nyangwe
Commune de Lingwala
Kinshasa, R.D. Congo
(00243) 998697603 ou (00243) 999229662

L'HARMATTAN CONGO
67, av. E. P. Lumumba
Bât. – Congo Pharmacie (Bib. Nat.)
BP2874 Brazzaville
harmattan.congo@yahoo.fr

L'HARMATTAN GUINÉE
Almamya Rue KA 028, en face
du restaurant Le Cèdre
OKB agency BP 3470 Conakry
(00224) 657 20 85 08 / 664 28 91 96
harmattanguinee@yahoo.fr

L'HARMATTAN MALI
Rue 73, Porte 536, Niamakoro,
Cité Unicef, Bamako
Tél. 00 (223) 20205724 / +(223) 76378082
poudiougopaul@yahoo.fr
pp.harmattan@gmail.com

L'HARMATTAN CAMEROUN
BP 11486
Face à la SNI, immeuble Don Bosco
Yaoundé
(00237) 99 76 61 66
harmattancam@yahoo.fr

L'HARMATTAN CÔTE D'IVOIRE
Résidence Karl / cité des arts
Abidjan-Cocody 03 BP 1588 Abidjan 03
(00225) 05 77 87 31
etien_nda@yahoo.fr

L'HARMATTAN BURKINA
Penou Achille Some
Ouagadougou
(+226) 70 26 88 27

L'HARMATTAN SÉNÉGAL
10 VDN en face Mermoz, après le pont de Fann
BP 45034 Dakar Fann
33 825 98 58 / 33 860 9858
senharmattan@gmail.com / senlibraire@gmail.com
www.harmattansenegal.com

L'HARMATTAN BÉNIN
ISOR-BENIN
01 BP 359 COTONOU-RP
Quartier Gbèdjromèdé,
Rue Agbélenco, Lot 1247 I
Tél : 00 229 21 32 53 79
christian_dablaka123@yahoo.fr

Achevé d'imprimer par Corlet Numérique - 14110 Condé-sur-Noireau
N° d'Imprimeur : 116927 - Dépôt légal : mars 2015 - *Imprimé en France*

www.ingramcontent.com/pcd-product-compliance
Lightning Source LLC
LaVergne TN
LVHW021228061026
849535LV00008B/2964